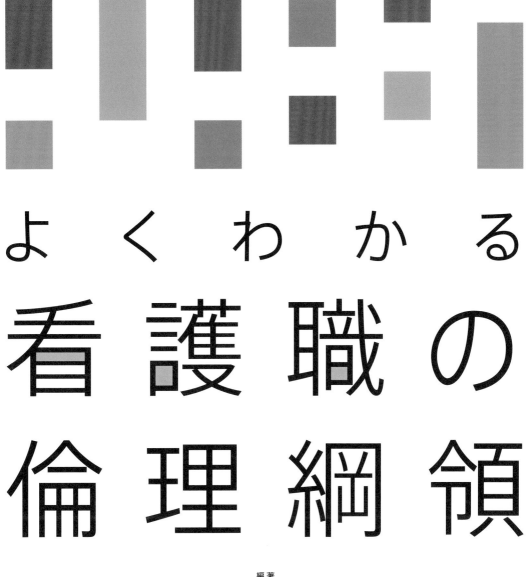

よくわかる
看護職の
倫理綱領

編著
峰村淳子・石塚睦子

第3版

照林社

執筆者一覧

編者

峰村　淳子　人間総合科学大学保健医療学部看護学科　講師

石塚　睦子　了德寺大学健康科学部看護学科　准教授

執筆者一覧(五十音順)

天野　雅美　東京純心大学看護学部看護学科　教授

石塚　睦子　了德寺大学健康科学部看護学科　准教授

太田　淳子　帝京大学医療技術学部看護学科　講師

大堀　昇　医療創生大学看護学部看護学科　教授

荻原　康子　東京純心大学看護学部看護学科　教授

小林　佳志子　獨協医科大学附属看護専門学校三郷校　校長

佐藤　ユキ子　杏林大学保健学部看護学科　教授

清水　典子　東京純心大学看護学部看護学科　非常勤講師

関川　久美子　人間総合科学大学保健医療学部看護学科　准教授

田山　友子　東京医科大学病院総合相談・支援センター

中根　洋子　元 帝京平成大学ヒューマンケア学部看護学科　講師

冬木　佳代子

峰村　淳子　人間総合科学大学保健医療学部看護学科　講師

守屋　みゆき　東京医科大学病院メンタルヘルス科病棟看護師

山内　麻江　了德寺大学健康科学部看護学科　講師

山田　雅子　早稲田速記医療福祉専門学校看護科

山本　君子　東京純心大学看護学部看護学科　教授

はじめに

　医療の高度化・専門化が現在も進展する中、社会では人口及び疾病構造の変化や療養の場の多様化、地域包括ケアシステムの推進などもあり、私たち看護職には多職種連携のもと看護の対象である人々に対して適切な保健・医療・福祉の提供が期待される時代となっています。2019年に公表された「看護基礎教育検討会報告書」（厚生労働省）では、看護職員には「対象の多様性・複雑性に対応した看護を創造する能力が求められている」と述べられています。このことからも看護基礎教育では、多様な場で生活する人々に看護を提供する基礎的能力を養う必要があり、このためには社会や人々の価値観の多様化のなかで、看護職者としての倫理的判断が正しく行えるような教育が大切といえます。

　2009年施行の「看護基礎教育カリキュラム」では、「看護師として倫理的な判断をするための基礎的能力を養う」が留意点としてあげられましたが、2022年施行の改正カリキュラムでは「人権意識の普及・高揚を図る」「倫理的に判断し、行動するための基礎的能力を養う」などと、その内容が具体的になってきております。

　このように看護基礎教育時代に医療倫理・看護倫理を学び、倫理的感受性や看護職としての倫理観を育むことは必須であります。しかし、看護基礎教育の場で現場経験の少ない学生たちが、看護倫理について学び、さらに『看護職の倫理綱領』の意味を理解することは、大変難しいこととも推察できます。

　そこで、本書では、日本看護協会より2003年に公表された『看護者の倫理綱領』が2021年3月に『看護職の倫理綱領』として見直し公表されたのを機に、看護を取り巻く環境や社会情勢の大きな変化に対応するよう第3版として全体的に内容の見直しを行いました。学生や新人の看護師の皆さんの理解を助けるための参考書として、事例を交えつつ解説をいたしましたので、ぜひ、ご活用いただければと思います。

　本書は「東京医科大学看護専門学校」（2018年創立50周年で閉校）の教職員（執筆陣は、現在は多岐にわたる教育機関や臨床に所属）によって、2004年6月から2005年9月に『プチナース』に連載された記事をまとめ2006年に初版として冊子で刊行されました。その後、第2版と続き2021年2月には第15刷に達しております。今まで本書を副読本としてご活用いただきました全国の看護教育機関の先生方、看護学生・看護師の方々には、この場を借りてお礼と感謝を申し上げます。今回の第3版の執筆に関しては、当時の教職員達が再度執筆にかかわり、現在の看護を取り巻く環境に合わせた内容の改訂ができたものと考えております。ご活用いただいたみなさまには、内容等につきまして、さらなる忌憚のないご意見をお寄せいただければ幸いに存じます。

　2022年2月

編者　峰村淳子、石塚睦子

CONTENTS

PART 1 本文を理解しよう！

PART 2 事例で理解を深めよう！

装丁：ビーワークス
本文デザイン、本文DTP：林　慎悟
本文イラストレーション：BOOSUKA、もり谷ゆみ

「看護職の倫理綱領」って何だろう?

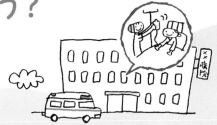
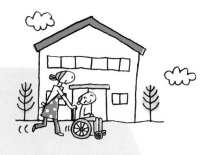

看護の目的は、その対象が生涯を通して、
その人らしく人生を全うできるように援助を行うこと

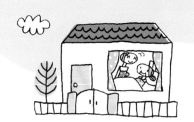
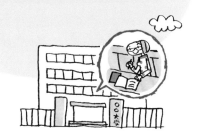

▎倫理とは…

私たちは社会生活を営む中で、日常的に「それは正しい、間違っている」「善い、悪い」ということを考えたり口にしたりしています。行いや態度が「善いか・悪いか」「正しいか・間違っているか」あるいは「なぜそのように行動するのか(したのか)」ということを判断する基準となるのが"倫理"です。

みなさんは、実習でさまざまな施設に行き、実際に働いている看護師を見て、「いい看護師さんだな」とか「あれはどうかな……」と思ったりしたことはありませんか? 社会を構成している集団や組織の中での構成員1人ひとりは、「この行為は善いことである」とか「これは人として行うべきではない」といった内面化された共通の判断基準を共有しています。これらは**道徳(モラル)**とか**"倫理"**と呼ばれる**内的規範**です。これに対して法や法制度は**外的規範**といわれます。

▎看護倫理とは…

私たち看護職の"職業倫理"のことを"看護倫理"と呼んでいます。現代の社会では、企業等の不祥事が発覚した場合、企業倫理・経営倫理などが厳しく問われます。看護職が所属している保健・医療・福祉の分野は、きわめて公共性が高いため、"看護倫理"は社会的にとても重要なものの1つです。

看護倫理を学ぶことは、看護職としての人格活動を行うために、より高い道徳的価値を学ぶことです。

看護は人間関係を基盤にして成り立つ仕事です。だからこそ人間関係において道徳的価値の高い「よい行い」を身につける必要があるのです。これは、看護を成立させる根本を身につけることにもつながります。

私たち看護職は、患者の身になって考えるという価値観をおおもとに据えて仕事をしています。**看護倫理の基本は、まさに患者の身になって問題をとらえなおすこと、患者の「人権」や「自由意思を尊重」した「最善のかかわり」を「内省」すること**にあるといえます。看護職は個人としての価値観のほかに、看護という職業がもつ価値観も意識して行動しなければなりません。この価値観は、健康、人間の尊厳、公平、責任、苦痛緩和などです。

▎「看護職の倫理綱領」とは…

「看護職の倫理綱領」は、専門職自身が専門職集団内部の人間の行動を規定する文書であり、専門職を専門職たらしめるものといえます。自らの行動を律する職業倫理規定を有することは専門職の条件の1つなのです。

医学や医療の高度化・複雑化、国民の医療に対する権利意識の高まり、医療福祉政策の改変等は、看護をめぐる状況を大きく変化させ、看護職はさらに

多くの倫理的問題に直面するようになりました。そこで日本看護協会は、2000年の「ICN看護師の倫理綱領」の採択を受けて、2003年には「看護婦の倫理規定(1988年)」を改訂・改題し、それまでの時代の変化に応じた内容に変更し、「看護者の倫理綱領」を公表しました。

そして、今回その後17年が経過し、看護を取り巻く環境や社会情勢が大きく変化していることから見直しがなされ、2021年3月に「看護職の倫理綱領」として公表されました。

この「看護職の倫理綱領」は、前記の職業上の価値観、つまり看護職としての態度・行動の規範となるもので、わが国の看護職にとって、最も身近で基本的な倫理規定といえます。あらゆる場で実践を行う看護職を対象とした行動指針であり、自己の実践を振り返る際の基盤となるものなのです。また、看護の実践について専門職として引き受ける責任の範囲を、社会に対して明示するものとなっています。

前文と16の本文で構成され、それらを通して看護職が専門職として社会に対して果たす倫理的役割と責任について熟慮し、個々の看護者としての在り方や行為の吟味ができます。つまり、看護職が適切な判断を下すためのよりどころでもあるのです。

このように「看護職の倫理綱領」は個々の看護実践者のためのものであると同時に、看護専門職全体のためにも存在価値のあるものなのです。

2021年3月の主な改訂点

1. 名称について
● タイトルを含め本文も"看護者"を"看護職"と変更……看護をする人を広く指す"看護者"ではなく、資格をもち看護の職務を担当する者を指す"看護職"とする

2. 構成について
● 「前文」と「本文」の2つで構成し、16の「本文」は意図を十分に理解し行動につなげ一体的な活用を勧める
● 本文中の用語に注釈を付記(本書ではキーワード集を参照)
● 本文16の追加……相次ぐ自然災害における看護職の行動指針として追加

3. 本文について
● あらゆる場で活躍する看護職の行動指針となるような表現へ変更
● 看護職が人々の尊厳をまもり尊重することを強調
● 人々の権利に対する意識の変化を反映した表現へ
● 専門職として対象となる人々と適切な関係を構築することを追加
● 十分な話し合いを通じた合意形成である意思決定の視点へと変更、内容整理
● 人々に対する不利益や危害への対応についての視点を追加
● 多職種との有機的な連携と協働を強調

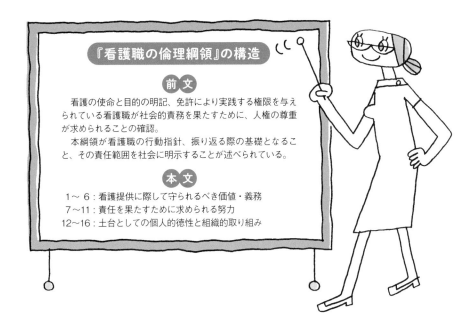

『看護職の倫理綱領』の構造

前文

看護の使命と目的の明記、免許により実践する権限を与えられている看護職が社会的責務を果たすために、人権の尊重が求められることの確認。
本綱領が看護職の行動指針、振り返る際の基礎となること、その責任範囲を社会に明示することが述べられている。

本文

1～6：看護提供に際して守られるべき価値・義務
7～11：責任を果たすために求められる努力
12～16：土台としての個人的徳性と組織的取り組み

参考文献
1. 小西恵美子 編：看護学テキストNICE「看護倫理」よい看護・良い看護師への道しるべ　改訂第3版．南江堂，東京，2021．
2. 坪倉繁美 責任編：具体的なジレンマから見た看護倫理の基本．サイオ出版，東京，2015．
3. 日本看護協会：看護職の倫理綱領．https://www.nurse.or.jp/nursing/practice/rinri/rinri.html（2021年11月4日閲覧）
4. 茂野香おる 著者代表：系統看護学講座　専門分野I　基礎看護学[1]　看護学概論　第17版．医学書院，東京，2020．

看護職の倫理綱領

2021年3月　日本看護協会

前文

　人々は、人間としての尊厳を保持し、健康で幸福であることを願っている。看護は、このような人間の普遍的なニーズに応え、人々の生涯にわたり健康な生活の実現に貢献することを使命としている。

　看護は、あらゆる年代の個人、家族、集団、地域社会を対象としている。さらに、健康の保持増進、疾病の予防、健康の回復、苦痛の緩和を行い、生涯を通して最期まで、その人らしく人生を全うできるようその人のもつ力に働きかけながら支援することを目的としている。

　看護職は、免許によって看護を実践する権限を与えられた者である。看護の実践にあたっては、人々の生きる権利、尊厳を保持される権利、敬意のこもった看護を受ける権利、平等な看護を受ける権利などの人権を尊重することが求められる。同時に、専門職としての誇りと自覚をもって看護を実践する。

　日本看護協会の『看護職の倫理綱領』は、あらゆる場で実践を行う看護職を対象とした行動指針であり、自己の実践を振り返る際の基盤を提供するものである。また、看護の実践について専門職として引き受ける責任の範囲を、社会に対して明示するものである。

本文

本文1　看護職は、人間の生命、人間としての尊厳及び権利を尊重する

本文2　看護職は、対象となる人々に平等に看護を提供する

本文3　看護職は、対象となる人々との間に信頼関係を築き、その信頼関係に基づいて看護を提供する

本文4　看護職は、人々の権利を尊重し、人々が自らの意向や価値観にそった選択ができるよう支援する

本文5　看護職は、対象となる人々の秘密を保持し、取得した個人情報は適正に取り扱う

本文6　看護職は、対象となる人々に不利益や危害が生じているときは、人々を保護し安全を確保する

本文7　看護職は、自己の責任と能力を的確に把握し、実施した看護について個人としての責任をもつ

本文8　看護職は、常に、個人の責任として継続学習による能力の開発・維持・向上に努める

本文9　看護職は、多職種で協働し、よりよい保健・医療・福祉を実現する

本文10　看護職は、より質の高い看護を行うために、自らの職務に関する行動基準を設定し、それに基づき行動する

本文11　看護職は、研究や実践を通して、専門的知識・技術の創造と開発に努め、看護学の発展に寄与する

本文12　看護職は、より質の高い看護を行うため、看護職自身のウェルビーイングの向上に努める

本文13　看護職は、常に品位を保持し、看護職に対する社会の人々の信頼を高めるよう努める

本文14　看護職は、人々の生命と健康をまもるため、さまざまな問題について、社会正義の考え方をもって社会と責任を共有する

本文15　看護職は、専門職組織に所属し、看護の質を高めるための活動に参画し、よりよい社会づくりに貢献する

本文16　看護職は、様々な災害支援の担い手と協働し、災害によって影響を受けたすべての人々の生命、健康、生活をまもることに最善を尽くす

本文を
理解しよう!

本文 1 看護職は、人間の生命、人間としての尊厳及び権利を尊重する

本文1には、**看護職**（保健師・助産師・看護師・准看護師のいずれかもしくは複数の資格をもち、看護の職務を担当する者）が「尊重すること」について書いてあります。

「尊重すること」は、**人間の"生命"**、そして人間としての**"尊厳"**と**"権利"**です。

人間とは

まずここでいう**人間**について考えてみましょう。人間とは、日本国憲法第11条に「国民は、すべての基本的人権の享有を妨げられない」と書かれていますが、看護職の倫理綱領では日本国民に限りません。それを超えた対象を指しています。

つまり、「国籍、人種、民族、宗教、信条、年齢、性別、性的指向、性自認、社会的地位、経済的状態、ライフスタイル、健康問題の性質によって制約を受けない」すべての人々を指しています。

人間の"生命"とは

看護師が尊重すべき**人間の"生命"**について考えてみましょう。"生命"をみなさんはどのようにとらえていますか。

柴原弘志[2]は、"生命"は、「関連性・連続性（支え、支えられ、受け継がれ、活かされる）」「有限性（死は必ず訪れ再生できない）」「精神性（一人ひとりの生き様が自らの生き方に影響するという精神的つながりの可能性をもつ）」「特殊性・偶然性（過去に存在せずこれからも出会えない存在の生命）」「共通性・平等性（唯一無二でその価値は共通・平等）」「神秘性（人間の力の及ばないところでデザインされている生命のかたち、しくみ、はたらきがある）」「感応性（生命の危機が迫ると助けたいと思い行動する直感的な生命どうしの感応性）」があるととらえています。

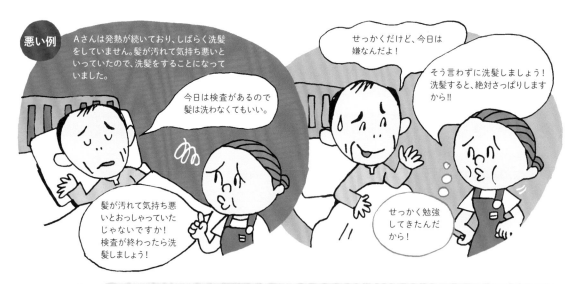

悪い例

Aさんは発熱が続いており、しばらく洗髪をしていません。髪が汚れて気持ち悪いといっていたので、洗髪をすることになっていました。

今日は検査があるので髪は洗わなくてもいい。

髪が汚れて気持ち悪いとおっしゃっていたじゃないですか！検査が終わったら洗髪しましょう！

せっかくだけど、今日は嫌なんだよ！

そう言わずに洗髪しましょう！洗髪すると、絶対さっぱりしますから！！

せっかく勉強してきたんだから！

「洗髪をしたい」という自分中心の言動が先行していますね。患者さんがなぜ洗髪したくないのか、その気持ち・意思を確認・尊重せず看護ケアを押しつけているのは好ましくありません。

参考文献
1. 日本看護協会：看護職の倫理綱領. 2021年. https://www.nurse.or.jp/home/publication/pdf/rinri/code_of_ethics.pdf（2021年8月15日閲覧）
2. 柴原弘志：月刊中等教育資料10-11月号. 文部科学省教育課程課, 2004.

"生命"という言葉の意味を多方面から深く考え、"生命"の複雑さと重みを認識すると、"生命"へのかかわりが違ってくる気がします。

人間としての"尊厳"とは

人間としての"尊厳"について考えてみます。人間の"尊厳"が尊重されない場合とは、人が自分らしくありたいのにそうでない場合やその人が人として幸福感や自己効力感を感じない場合、基本的欲求が充足されていない状況にあると考えます。

人として"尊厳"を守られていない例として、どのようなことがあるでしょう。例えば、いじめ、暴力、差別、詐欺、虐待、そして戦争などが挙げられるでしょう。1948年には、世界人権宣言第1条□□□□□□□□がらにして自由であ□□□□□□□□□て平等である」と規□□□□□□□□球上や日本で人間の□□□□□□□□っているのです。

□□□□□□□し、脳死が人の死□□□□□□□、自己意識が消滅□□□□□□□に思われる人の臓□□□□□□□の出生前段階での□□□□□□□課題が出現してき□□□□□□らむ医療の現場で

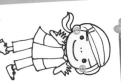
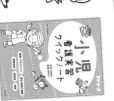
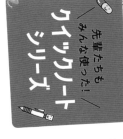
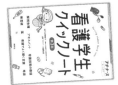
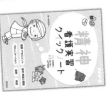

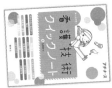
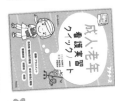

すが、看護職は、人としての"尊厳"を尊重する、という倫理綱領に基づく行動指針があることを忘れてはなりません。

人間としての"権利"とは

人間としての"権利"について考えてみます。リスボン宣言（1981年採択、2015年再確認）では、患者さんの"権利"について11の原則を成文化しています。そのうち、「尊厳に対する権利」には、文化・価値観の尊重、プライバシーの保持、苦痛緩和の権利、人間的な終末期ケアを受ける権利、安楽に死を迎えるための助力を与えられる権利が明文化されています。

日本の臨床現場は、専門分化・高度化し、在院日数は短縮化し、少子高齢化の長寿社会となった今、看護活動の場も治療中心の病院から生活を支える在宅・地域に移行していますが、看護の対象となる人々は、どの場においてもよりよい医療・看護を受ける"権利"を有しています。

看護師資格をまだもたない看護学生が、臨地実習で患者さんに実施できることは少なくなっているのも事実です。その現実を受け止めつつ、**人間の"生命"**、そして**人間としての"尊厳"と"権利"**を尊重できる人をめざして努力してほしいと思います。

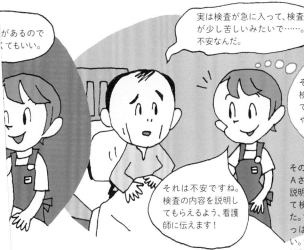

患者さんがなぜ洗髪したくないのか、その気持ち・意思を確認・尊重して、それに応じた次の対応ができています。

3. 高村恒子，武居美子，水之江忠 他：「いのち」を多面的・実感的にとらえる道徳教育をめざして—思いやりのある児童生徒を育てるための「いのち」に向き合う道徳の時間の研究—. https://kawasaki-edu.jp/index.cfm/7,241,c,html/241/19-097-112.pdf（2021年8月15日閲覧）
4. 日本医師会 訳：患者の権利に関するWMAリスボン宣言. https://www.med.or.jp/doctor/international/wma/lisbon.html（2021年8月15日閲覧）

本文 2 看護職は、対象となる人々に平等に看護を提供する

本文2のポイントは、"平等"です。『広辞苑』によれば「平等とは偏りや差別がなく、すべてのものが一様で等しいこと」と書かれています。

さて、"平等に看護を提供する"とは、どういうことなのでしょうか。ここでは、"平等"に看護することについて具体的に考えていきましょう。

"平等"な看護とは?

本文2の説明を読むと、看護における"平等"とは、単に等しく同じ看護を提供することではない、と書かれています。等しくどのような看護を提供するのか、その質が大切ですね。

本文2には、**個別的特性**や**ニーズ**に応じて看護を提供すること、と書いてあります。

個性のない人間はいません。誰もが唯一無二の個別的存在です。したがって、個別的特性をとらえる努力をして看護することは大切です。個別的特性という場合、本文1で説明した「国籍、人種、民族、宗教、信条、年齢、性別、性的指向、性自認、社会的地位、経済的状態、ライフスタイル、健康問題の性質によって制約を受けない」すべての人々の特性をとらえるということです。

ニーズに応じて看護を提供するということについては、看護職はあらゆる健康段階にある人の生活支援を職務の中心としますから、健康段階・生活状況に応じたその人のニーズ(基本的欲求)をとらえて看護することが求められます。そして、どの人に対しても看護の原則である安全・安楽・自立をふまえて看護しなければなりま

看護職は、どんな人にでも平等に看護を提供しなければなりません! 医療者の偏見や差別は×

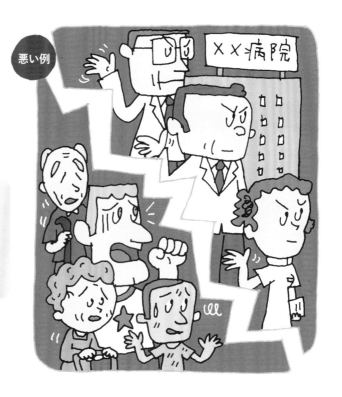

悪い例

××病院

せん。自立については、その人の自立度に応じて支援することが肝心です。

さらに、社会の変化、疾病構造の変化、新たな感染症に対応しなければならない社会、健康への人々の意識の向上、生き方の変化など、多様化・複雑化している現代社会を見据え"平等な看護"を提供していく必要があります。また、少子高齢化のため外国の人たちに労働力を求める時代にもなっており、日本で生活する外国の人が増加しています。習慣、文化的背景、思想を尊重し、受け止め、対応することが今後ますます求められるようになります。

看護職に就く者は、国家試験に合格して働くだけで看護職の専門家となるのではありません。意図的に知識と技術の経験を積み重ね、倫理綱領の行動指針に示された人間性ある倫理的配慮が身につく努力を継続してこそ、専門家として認められていくのです。

医療機関における差別や課題の例

個別的特性とニーズに応じた平等な看護が私

たちの行動指針として倫理綱領に示されていますが、それに反するような過去の事件、日本の課題がありますので、紹介しておきます。

●1907年（明治40年）から90年間、ハンセン病患者は人権を無視され差別的に強制隔離される法律が運用された。1947年（昭和22年）に特効薬による治療でハンセン病は完治する時代になり、1996年（平成8年）に法律が廃止となった。元患者たちがハンセン病政策の責任を問う国家賠償請求訴訟を起こし、2001年（平成13年）に国の政策は憲法違反となった。

●2009年（平成21年）、某病院で生活保護者に必要のない検査・処置・手術を実施していた。

●2018年度（平成30年度）、厚生労働省が「医療機関における外国人患者の受入に係る実態調査」を実施。円滑なコミュニケーションをとるための通訳手配体制、外国語版の説明書作成やホームページ対策、外国人患者やその関係者向けのわかりやすい情報提供対策などが今後必要であると指摘している。

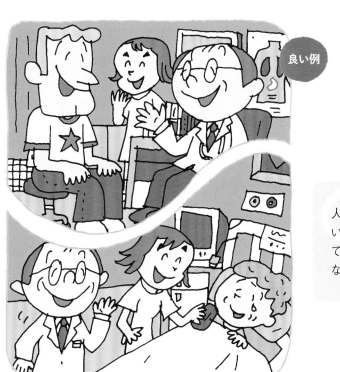

良い例

人間性のある判断や対応といった、倫理的配慮があってこそ、すばらしい看護職なのです！

引用・参考文献
1. 日本看護協会：看護職の倫理綱領. 2021年. https://www.nurse.or.jp/home/publication/pdf/rinri/code_of_ethics.pdf（2021年8月15日閲覧）
2. 新村出 編：広辞苑 第七版. 岩波書店, 東京, 2018.

本文 3 看護職は、対象となる人々との間に信頼関係を築き、その信頼関係に基づいて看護を提供する

看護は、対象となる人々との間に築かれる"信頼関係"を基盤として成立します。高度な知識や技術による看護行為は、対象者との信頼関係のもとで、はじめて効果的な看護援助となるのです。看護職には、対象となる人々との間に信頼関係を築き、そしてそれを発展させるよう、以下のことに努める責任があります。

❶ 看護の援助過程では、対象となる人々の考えや意向が反映されるように、積極的な参加を促すように努める。

❷ 看護職は、自らの実践について理解と同意を得るために十分な説明を行い、実施結果に責任をもつことを通して、信頼を得るように努める。また、人々の潜在的能力に着目し、その能力を信頼し、忍耐をもって見守る。

❸ 看護職は、対象となる人々に対する忠実義務を有し、築かれた関係によって生まれる看護職への信頼感や依存心に誠実に応えるように努める。

この本文3は、2003年の『看護者の倫理綱領』で新しく項目として打ち出されました。このことからも"信頼関係"は、看護職に求められる大切な倫理と考えることができるでしょう。

看護における"信頼関係"って?

看護における"信頼関係"とは何なのでしょう?
『看護大事典』によると、「患者と治療者の間に築かれる1対1の好ましい人間関係。治療者−患者関係は初回の出会いから始まる。相手に関

具体例❶ 間食する糖尿病患者を見かけたときの対応

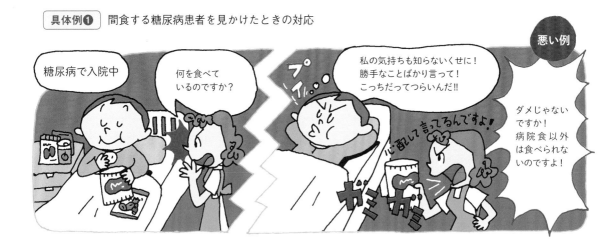

患者さんの理由を聞かずに看護職から一方的に説明するだけでは、本当の説明とはいえません。患者さんは、自分の健康をとり戻そうと自分なりに努力しています。まずは、それを理解しなければ、信頼関係は生まれません。

心を示すことや相手が示した感情に適切に応答することにより築きあげる。非言語的アプローチ・言語的アプローチの両者が重要で、前者では相手に正対する、視線の高さを合わせる、相手の話に傾聴しうなずくなどの技法がある。後者では反映のコメント、正当化、尊重を示すなどが大切である」[1]とあります。ピンときましたか？　難しいですね。

　みなさんは実習で、患者さんが治療方針を守っていないような場面に出会ったことはありませんか。「アレレッ？」と感じたことを具体例にして、"信頼関係"についていっしょに考えてみましょう。

　具体例❶を見てみましょう。治療方針を強調する看護職や看護学生は、道徳的な行動をとっていると思います。でも、ちょっと患者さんの気持ちになってみましょう。まだ受け持って間もない看護学生に注意されたり、年下の看護職に指導されたりすると、患者さんは不快な思いを抱くだけでなく、深く傷つき、看護職と信頼関係を築けなくなってしまいますね。患者さんの理由を聞かずに看護職から一方的に説明するだけで

は、本当の説明とはいえません。

　具体例❷を見てみましょう。患者さんのつらい立場を理解したうえで言葉をかければ、患者さんは自分の気持ちを少しでもわかってくれたと感じ、安心するでしょう。それから「なぜそうしたのか」を考えながら尋ねてみましょう。患者さんの思いのすべてを聴いたら、そこではじめて看護職としての説明に入ります。そうすることで患者さんは「自分のことを本当に理解してくれている」と感じ、いっしょに治療へ取り組もうとする姿勢がみられるはずです。

　このことは「信頼関係を築いたうえで、はじめて看護を提供できる」ことを表しており、患者さんの治療に取り組む姿勢を支援するプロセスともいえるでしょう。

＊

　看護職が患者さんの生活を援助するには限度もあります。そのため、患者さんが積極的に治療に参加できるよう看護職としての態度を身につける努力をしましょう。

具体例❷ 間食する糖尿病患者を見かけたときの対応

良い例

- これまでずっとがまんしてこられたのに……。
- この学生なら私の気持ちをわかってくれる。
- がまんしてこられたAさんを、ずっと見てきましたよ。
- でも、空腹がつらくって……。
- それはつらいですよね。Aさんの好きな食べ物でカロリーが少なく空腹を満たす物をいっしょに考えますよ。
- そうだね。いっしょに考えてくれるなら心強いな。

患者さんと信頼関係を築いたうえで、はじめて看護を提供できるのです！

引用・参考文献
1. 和田攻 他 編：看護大事典 第2版. 医学書院, 東京, 2010.
2. 日本看護協会：看護職の倫理綱領. 2021年. https://www.nurse.or.jp/home/publication/pdf/rinri/code_of_ethics.pdf（2021年8月15日閲覧）

本文 4 看護職は、人々の権利を尊重し、人々が自らの意向や価値観にそった選択ができるよう支援する

　自ら選択して決めるという"自己決定の権利"は、個人の尊厳であり基本的かつ重要な権利です。1981年の「リスボン宣言」での患者の権利宣言で「自己決定の権利」が示され、患者は自己決定の権利と情報を知る権利を有する[1]と明記されました。

　日本でも1997年にインフォームド・コンセント（説明と同意）が医療者の努力義務[2]となり、かつての医師主導型の医療から**患者の知る権利と自己決定権に基づく医療**へと変わっていきました。

　一方、超高齢社会が進展した日本における保健医療福祉の場面においては、**治療の選択、退院後の生活の場の選択、看取りの場所の選択**など、多様で複雑な難しいことがらを自分で選択し決定するということが困難なケースも増えてきています。

　このような場面で必要となる専門的な情報を、人々が自分だけで理解することは難しく、"知る権利"が十分に尊重されないことも推察されます。では、看護職がこれらの権利を尊重し意思決定を支援していくためには、どのように行動していけばよいのか考えてみましょう。

▌意思決定を支援していくためには？

　具体例❶を見てください。患者さんは医師から退院後に施設へ入ることを勧められて悩んでいます。患者さんの本意を確認しないまま、看護学生は患者さんを励まそうとしています。患者さんの本意にそったかかわりになっていないため、よりよい選択を支援することはできませんでした。

具体例❶

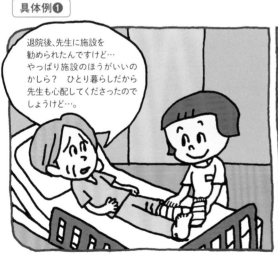

退院後、先生に施設を勧められたんですけど…やっぱり施設のほうがいいのかしら？　ひとり暮らしだから先生も心配してくださったのでしょうけど…。

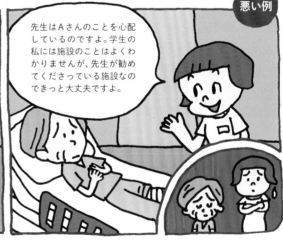

悪い例

先生はAさんのことを心配しているのですよ。学生の私には施設のことはよくわかりませんが、先生が勧めてくださっている施設なのできっと大丈夫ですよ。

看護学生はAさんの気持ちを確認しないまま励まそうとしているため、Aさんの本意にそったかかわりになっていません。これではAさんの意向や価値観にそった選択を支援することはできません。

引用・参考文献
1. 池邉義教：医療の原点、生命への畏敬と畏怖：人間のための医学を目指して. Journal of Nara Medical Association 2010；61（1-2）：1-7.
2. 日本医師会：日本医師会会員の倫理向上に関する検討委員会（答申）　医の倫理要領・医の倫理綱領注釈. 日医ニュース，第925

具体例❷の看護学生は、患者さんの気持ちを確認し、自宅退院への意向や自宅に対する思いを尊重する姿勢がみられます。倫理綱領の本文4の解説には、「**看護職は、（中略）保健・医療・福祉、生き方などに対する一人ひとりの価値観や意向を尊重した意思決定を支援する**」[3]とあります。この看護学生のように、対象となる人の意向や価値観を尊重する姿勢を示していくことが意思決定を支援していくためには重要となります。

また看護学生は、患者さんの施設についての疑問に対して自分一人で判断せず、医師や看護師に相談することを提案しつつ、患者さんの不安に寄り添う姿勢がみられます。倫理綱領の本文4の解説には、「**意思決定支援においては、情報を提供・共有し、その人にとって最善の選択について合意形成するまでのプロセスをともに歩む姿勢で臨む**」[3]とあります。看護学生は、まさに患者さんが最善の選択をできるように、ともに歩む姿勢を示しているのです。

みなさんにも保健医療福祉従事者の一員として、一人ひとりの価値観や意向を尊重した意思決定を支援していく姿勢、かかわりが求められているのです。

自らの意思を適切に他者に伝えることが難しい人々に対する看護職の役割とは？

意思決定においては、自ら選択・決定し意思を適切に表明できる人ばかりではありません。認知症が併存している人は病状の進行に伴って専門的な情報を十分に理解し、自ら選択・決定し他者に適切に表明することが難しくなっていきます。

このように自らの意思を適切に他者に伝えることが難しい人々であっても、看護職は自己決定に必要な情報をその人が有する能力に応じて理解できるように説明し、本人の意向をできる限り汲み取り、その人が望む生活となるように多職種と協働する役割があります。

さらに、その人の意向、価値観を家族や近しい人たちからできる限り汲み取り、自らの意思を適切に他者に伝えることが難しい人々の**代弁者**となり、その人が望む生活を自己決定する権利の**擁護者**として機能することも求められています。

具体例❷

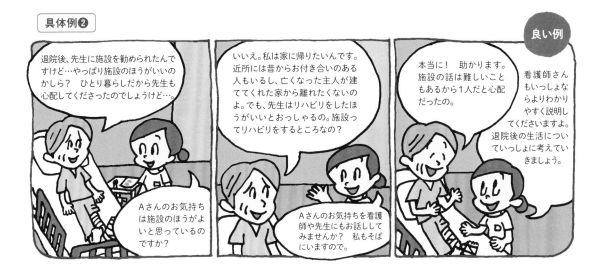

良い例

看護学生は、Aさんの気持ちや疑問を確認し、患者さんの意向や価値観にそった選択ができるようにかかわろうとしています。施設について「知る権利」を支援することで、患者さんは自分の今後の生活の場を自ら選択・決定していくことができそうですね。

号，2000年，https://www.med.or.jp/nichinews/n120320u.html（2021年8月15日閲覧）

3. 日本看護協会：看護職の倫理綱領．2021年．https://www.nurse.or.jp/home/publication/pdf/rinri/code_of_ethics.pdf（2021年8月15日閲覧）

本文 5 看護職は、対象となる人々の秘密を保持し、取得した個人情報は適正に取り扱う

実は義務づけられていなかった!?

守秘義務とは、「業務上知り得た対象の情報は、本人の同意なしに漏らしてはいけない」ということです。

ナイチンゲール誓詞でも「わが任務にあたりて、取り扱える人々の私事のすべて、わが知り得たる一家の内事のすべて、われは人に洩らさざるべし」と示されており、100年以上経った現在でも看護職の基本姿勢です[1]。

看護職の守秘義務に係る法令は、助産師は刑法に、保健師、看護師、准看護師は保健師助産師看護師法（保助看法）に規定されています。保助看法が制定された昭和23年（1948年）当時には守秘義務の規定はなく、平成13年（2001年）の改正でこの規定が追加されました。なお、助産師については、刑法の業務上の秘密漏示（刑法第134条）がすでに適用されていたため、保助看法の条文には助産師は規定されていません。

【刑法第134条第1項（秘密漏示）】医師、薬剤師、医薬品販売業者、助産師、弁護士、弁護人、公証人又はこれらの職にあった者が、正当な理由がないのに、その業務上取り扱ったことについて知り得た人の秘密を漏らしたときは、六月以下の懲役又は十万円以下の罰金に処する。

【保健師助産師看護師法第42条の2】保健師、看護師又は准看護師は、正当な理由がなく、その業務上知り得た人の秘密を漏らしてはならない。保健師、看護師又は准看護師でなくなった後においても、同様とする。

【保健師助産師看護師法第44条の4】第42条の2（守秘義務）の規定に違反して、業務上知り得た人の秘密を漏らした者は、六月以下の懲役又は十万円以下の罰金に処する。

みなさんには心当たりありませんか?

みなさんは実習で、患者さんのさまざまな情報を得ています。具体例❶のような心当たりはありませんか？

みなさんの書く実習記録には、患者さんのさまざまな情報が書かれています。実習記録を更衣室や図書館、コンビニなどのような、不特定多数の人が出入りするような場所に置いては絶対にいけません！

なぜなら、どこで、誰にその情報が漏れてしまうかわかりませんし、悪用されることだってあるのです。

患者さんについての情報が漏れるのは、何も記録物からだけとは限りません。みなさんは、病院のエレベーターや実習帰りの電車やバスの中で患者さんについておしゃべりしていませんか？　それから友だちとどこかに食事に行ったり、ときにはお酒も入ったりして、ちょっと盛り上がった勢いで、大声で患者さんについておしゃべりをしたなんてことはないですよね？ SNSへの投稿ももちろん禁止です。

本文には「取得した個人情報は適正に取り扱う」と書かれています。前述のような取り扱いは適正とはいえませんよね。どこで誰が見たり聞いたりしているかわかりません。こうした不用意な取り扱いのなかからも、患者さんの情報が漏れることだって十分あるのです。

守秘義務はこんなところでも!

みなさんはカンファレンスで患者さんについての情報をグループメンバーと共有します。よりよい看護や学習に向けて話し合いをすることは大

引用・参考文献
1. 佐藤登美 編：看護学概論. メヂカルフレンド社, 東京, 2006.
2. 日本看護協会：看護職の倫理綱領. 2021年. https://www.nurse.or.jp/home/publication/pdf/rinri/code_of_ethics.pdf（2021年8月25日閲覧）
3. 野村陽子：厚生労働省医政局 保助看法の改正経緯 第2部. hojyokan-60-4.pdf (nurse.or.jp)（2021年11月27日閲覧）

切であり、必要なことです。その際、資料は患者さんが特定できないよう、名前やID番号などを伏せ字にしたりカンファレンスが終わったら他言しないようにするなどの注意が必要です。

また看護研究をするときにも患者さんの個人情報が必要となる場合には、プライバシーの保護や匿名性の確保に努め、収集したデータや関連資料は厳重に管理しなければなりません（**具体例❷**)[2]。

*

「取得した個人情報は適正に取り扱う」という

のは、単に「患者さんの個人情報をしゃべらない」という意味ではありません。「静止画や動画、音声を公開しないこと」も含まれます。もし何らかの原因により個人情報が漏れてしまったとしたら、患者さんの立場に悪影響を及ぼさないとも限りません。そればかりか看護職としての信用、患者さんとの信頼関係まで失うかもしれません。これは、看護職全体にかかわってくる問題です。専門職としての誇りを保てるよう、日ごろから心がけておきましょう。

具体例❶

患者さんの情報が漏れてしまうと、場合によっては悪用もされかねません！　実習記録の置き忘れや、大勢の人がいるところでの患者さんについてのおしゃべりは、絶対してはいけません！

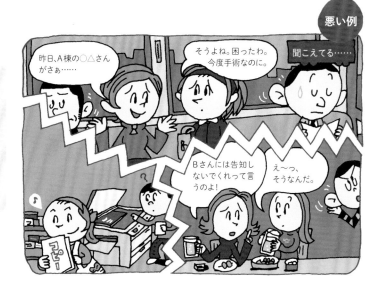

悪い例

昨日、A棟の○△さんがさぁ……

そうよね。困ったわ。今度手術なのに。

聞こえてる……

Bさんには告知しないでくれって言うのよ！

え〜っ、そうなんだ。

具体例❷

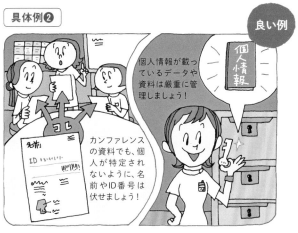

良い例

個人情報が載っているデータや資料は厳重に管理しましょう！

個人情報

カンファレンスの資料でも、個人が特定されないように、名前やID番号は伏せましょう！

名前
ID

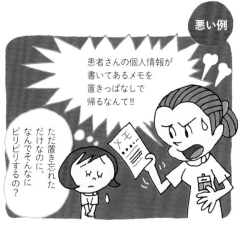

悪い例

患者さんの個人情報が書いてあるメモを置きっぱなしで帰るなんて!!

ただ置き忘れただけなのに、なんでそんなにピリピリするの？

メモ

カンファレンスや看護研究にも守秘義務があります。日ごろから守秘義務を意識しておきましょう!

本文 6 看護職は、対象となる人々に不利益や危害が生じているときは、人々を保護し安全を確保する

アドボケイト（権利の擁護者）としての看護職

本文4では、自らの意向や価値観にそった支援を行うためにその人の権利を擁護する役割（アドボケイト）について述べられていましたが、本文6では、人々の生命や人権を脅かす非倫理的実践や状況に気づいたときに目を背けることなく疑義を唱え、適切な支援を提供するという"生命と人権を擁護する役割（アドボケイト）"について述べられています。

1990年ごろより「虐待」や「身体の拘束」などの問題が顕在化してくるなかで、対象者の人権を擁護する立場から、アドボケイト（権利の擁護者）としてのかかわりが看護職に求められるようになってきています。

ここでは、看護職のアドボケイト（権利の擁護者）としてのかかわりが必要な具体的な場面（**具体例❶〜❻**）を取り上げました。これらの具体例から本文6を読み解いていきましょう。

対象を保護し安全を確保するために、看護職は対象となる人々に物理的・精神的障害が起こるのを最小限に抑えるようにする立場にあります。

みなさんも今のうちからそのことをしっかり意識し、学習していきましょう。

具体例❶ 自分の意思を表現したくてもできない場合

[在宅療養者の場合]

在宅での生活が困難な状況になった在宅療養者の、入院・入所などについて、患者さんの意思を反映させず、医療・福祉の関係者を中心に決定してしまうことがあります。

しかし、対象が「家にいたい」と願っている場合もあり、看護職は対象が意見を表出できるようはからいましょう。

そして看護職は、対象の意思を確認することを関係者に求める役割を果たすことが大切です。

[意識障害や衰弱状態にある場合]

例えば交通事故などで脳に強いダメージを受けた場合や脳梗塞、脳腫瘍などで意識、認識、言語に障害がある場合、また心身衰弱の状態にある場合など、自分の意思を表現したくてもできないこともあります。

このような状況の場合、対象の自己決定を助けるために、看護職が思いやりをもって洞察的にかかわり、家族などと調整しなくてはいけません。

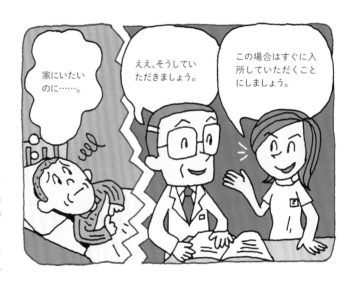

参考文献
1．ヴァージニア・ヘンダーソン 著：看護の基本となるもの．日本看護協会出版会，東京，2006.
2．川村佐和子 他 編：ナーシング・グラフィカ(16)基礎看護学 看護学概論 第3版．メディカ出版，大阪，2009.
3．峰村淳子 他 著：イラストで見る診る看る 在宅看護 第4版．医学評論社，東京，2010.
4．杉谷藤子 他 監修：『看護者の倫理綱領』で読み解く ベッドサイドの看護倫理事例30．日本看護協会出版会，東京，2020.

具体例❷ はじめて医療機関を受診する場合

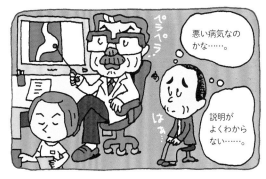

患者さんが「もし、悪い病気だったらどうしよう」と思いながら、不安や心身の苦痛とともに医師や看護師の説明を聞いているとき、患者さんが平常心ではいられない状態になってしまうことがよくあります。

このような状況のなかで、専門性の高い検査や手術内容を専門用語を使って説明した場合、患者さんは理解できるでしょうか。

医療者には"当たり前の説明のしかた"であっても、一般の社会では耳にすることのない専門用語で説明されれば、はじめて受診し、しかも平常心ではない患者さんが内容を理解することは難しいでしょう。

看護職は説明した内容の理解度を対象に確認したり、対象がイメージできるようにわかりやすく説明しなければいけません。

具体例❸ 感染の可能性がある対象の場合

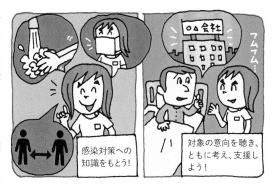

しばしば院内感染の原因菌となっているMRSA（メチシリン耐性黄色ブドウ球菌）という菌は、健常時には非感染性であっても、免疫力が落ちているなどの健康状態によっては感染する場合があります。

2019年末から全世界的に流行を起こしているCOVID-19（新型コロナウイルス感染症）は、PCR検査陽性であっても無症状で、無症状の人から感染しているという場合があります。

看護職は、感染予防についての知識をもち、ケアとして手洗い、感染リスクに応じたマスクなどの防護具の使用、使い捨ての物品を用意することなどが大切になります。

また、感染者や家族が学校や職場、地域社会の中で偏見や差別なくその人がその人らしく生きられるように周囲からの理解が得られ、プライバシーが守られるよう、対象の考えや意向を聞き、ともに考え、看護の対象を保護し安全を守る役割があります。

具体例❹ 対象が、精神錯乱（さくらん）や明らかな精神疾患の場合

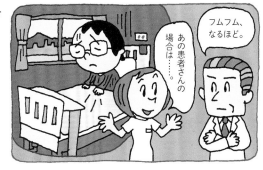

自殺の恐れのある対象を保護したり、他害の恐れのある者が他者を傷つけないように守ることは、看護における保護的機能のきわだった例だということができます。

いつも患者さんとともにいるのは看護職です。

医師が自殺企図等のある患者さんに対して「行動制限（隔離や身体拘束）」などの保護的手段を指示するにあたっては、看護職の観察はおおいに頼りにされています。

具体例❺ 対象が認知症の場合

看護職は認知機能の低下した人の生活を支援し、対象の生命、人間としての尊厳や権利を守る擁護者（アドボケイト）としての役割の遂行が求められます。

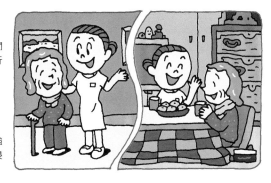

具体例❻ 抑制について

「身体拘束（抑制）や行動制限」のように対象の安全と保護の側面を強調するあまりに、よかれと思ってしたことでも、自らが対象の尊厳を侵害していることもあることを忘れてはなりません。個人の生活行動、その人らしさを尊重した「抑制しない看護」が推進されてきています。

5. 梶原絢子 他 編：Nursing Todayブックレット・07 多職種でコロナの危機と向き合う-COVID-19 Pandemic-. 日本看護協会出版会，東京，2020.
6. 石井トク 他 編：Basic＆Practice 看護テキスト 統合と実践 看護倫理. 学研メディカル秀潤社，東京，2021.
7. 日本看護協会：看護職の倫理綱領．2021年．https://www.nurse.or.jp/home/publication/pdf/rinri/code_of_ethics.pdf（2021年8月15日閲覧）

本文7 看護職は、自己の責任と能力を的確に把握し、実施した看護について個人としての責任をもつ

看護職の責任とはどのようなことでしょうか？

本文7の解説には「看護職は関連する法令を遵守し、自己の責任と能力の範囲内で看護を実践する」と記されています。保健師助産師看護師法には看護職の定義をはじめ、業務の制限や秘密を守る義務などが規定されています。みなさんはこれらの責任を果たす能力を身につけるために、日々の学習に励んでいるのです。

「自分で何とかする＝正しい判断」とは限らない

実習中の場面を思い浮かべながら、自己の責任について考えてみましょう。

あなたの受け持ち患者さんは、治療のため安静状態が続いていました。現在少しずつ日常生活動作が改善している状況ですが、ベッドから車椅子への移動がまだ安定していません。普段は移動の際に看護師が介助を行っています。

ある日、あなたが患者さんのもとを訪れると、「ちょうどよかった！　学生さん、トイレに行きたいの。自分でできると思うけど、ちょっと手を貸してください」と患者さんが動き出してしまいました（具体例❶）。受け持ちの看護師は他室にいるようです。

「トイレだから早くしなくては……。間に合わなかったら大変‼」と患者さんの気持ちを察することはとても大切です。

しかし……。

「いつも看護師さんが介助しているところを見ているし、校内実習でもやったことがあるから、

具体例❶ 安全・確実な技術をもっていないのに引き受けてしまう

悪い例

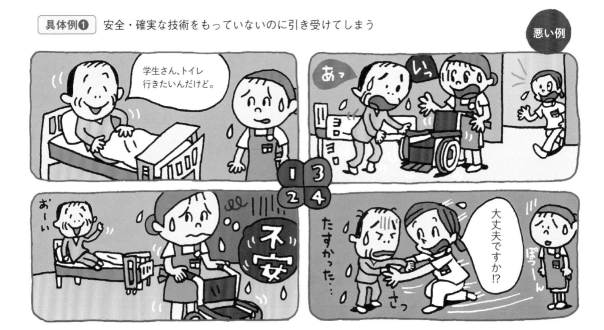

きっと私にもできるよね……？」

こんな自己判断をしてしまうことはとても危険です。あなたに患者さんの安全を守る能力が本当についているでしょうか？

自分ができることをしっかり把握しよう

看護師に声をかけるために少し時間を要してしまったとしても、熟練した安全で確実なケアを依頼したほうが、患者さんに害が及ぶことはありません（具体例❷）。自分の能力を超えた看護が求められていると判断をした場合には、看護師や教員に支援、指導を求めましょう。自分には何ができるのか、何ができないのかを正しく認識することはとても大切なことです。これは看護職として、自己の責任を果たしているといえます。「できない」ことは恥ずかしいことではありません。自分にできないことは「できない」と認める勇気をもち、確実なケアができる能力を習得していきましょう。

また、今後看護師の資格を得てからも、すぐにどのような場面にも対応ができるようになるわけではありません。自分の能力を超えている業務であると判断した場合や、支援が必要と判断した場合には、他の看護職に相談をしてください。ただし、他の看護職に業務を委譲する場合には、その看護職が依頼する業務を遂行するに適した能力をもっているかを判断しなければなりません。もし能力以上の業務内容であると判断した場合には、さらに他の看護職に委譲する必要があります。委譲の目的は、患者さんに安全で確実な看護を提供することにあるからです。

*

本文7の解説には「看護職は自己の実施する看護について、説明を行う責任と判断及び実施した行為とその結果についての責任を負う」と記されています。

どんなにすばらしい看護を行うとしても、患者さんや家族に目的・方法を説明し、同意を得ることが必要です。また、実施した看護は、たとえ他者から指示をされたものであっても、その行為や結果の責任は実施した看護職本人にあります。正しいアセスメントをしたうえでの適切なケアであるのかを吟味しながら、責任のある看護を行っていきましょう。

具体例❷ 自分ではできないことを判断し、看護師に依頼した　　　　良い例

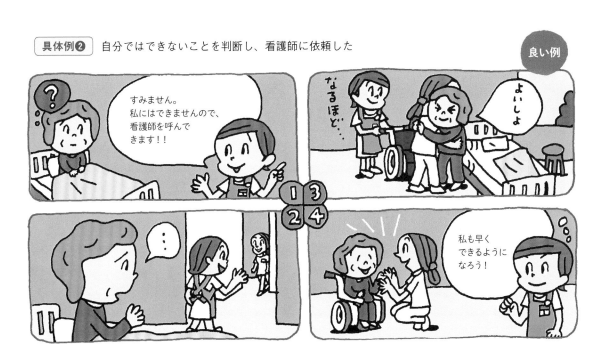

参考文献　1. 日本看護協会：看護職の倫理綱領. 2021年. https://www.nurse.or.jp/home/publication/pdf/rinri/code_of_ethics.pdf（2021年8月15日閲覧）

看護職は、常に、個人の責任として継続学習による能力の開発・維持・向上に努める

高い教養と高度な専門的能力とは?

今日の医療をめぐる状況は、人口の高齢化、疾病構造の変化、人々の意識の変化、医療技術の進歩などにより大きく様変わりしています。もちろん看護職は、いかなる状況にあってもその役割と責任を果たさなければならず、常に最新の知識と技術を身につけておかなければなりません。

具体例を見てみましょう。最新の考え方などもよく学習している看護職は、自らが患者の生活の向上をめざす療養生活支援の専門家として、その知識・技能をもとに的確な臨床判断を行い、適切な看護技術を提供していく存在であることを認識しています。医師の意見を求めるかどうかの判断も看護職としての専門的知識をもとに行い、その過程に責任を負うのです。

必要とされる知識には、より専門的で高度な内容が含まれることもありますから、これらを学習し、個々に判断力や責任能力を向上させよう

と努めることは、看護職にとっての責務であるといえます。

また、多くの人々とかかわる看護職には、豊かな人間性や人を尊重する態度が必要です。1人の社会人として書物や芸術、文化に親しむことや、高い教養を身につけ、生き生きと過ごすことでさらに豊かな心が育まれ、真摯なものの見方・考え方もできるようになるのです。

看護職は、人の生きざまに触れ、時には死の場面に遭遇する職業ですから、私たち看護職がそのことをどう受け止め対応すべきなのかと考え、悩むこともあります。日々、誠実かつ真摯にこれらのことに向き合えるよう、人としての自己研鑽を忘れてはなりません。

看護学には基礎看護学、地域・在宅看護論、成人看護学、老年看護学、小児看護学、母性看護学、精神看護学、看護の統合と実践といった各専門領域があり、看護実践の方策やトピックスなどはそれぞれによっても異なります。より質

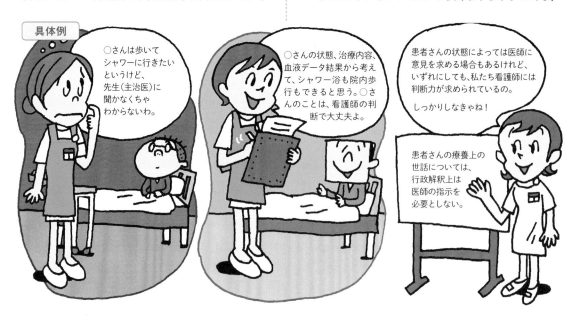

具体例

引用・参考文献
1. 厚生労働省：新人看護職員ガイドライン改訂版（平成26年2月）. http:www.mhlw.go.jp/（2021年8月27日閲覧）
2. 日本看護協会：2021年度教育計画研修分類. http:www.nurse.or.jp/（2021年8月25日閲覧）
3. 日本看護協会：専門看護師・認定看護師・認定看護管理者. https://nintei.nurse.or.jp/nursing/qualification/（2022年1月20日閲覧）
4. 日本看護協会：看護職の倫理綱領. 2021年. https://www.nurse.or.jp/home/publication/pdf/rinri/code_of_ethics.pdf（2021年8月15日閲覧）

の高い看護を提供するためには、いずれの領域でも最新の動向や考え方について十分に知っておく必要があります。こうして私たちは、常に専門職業人としての能力の開発・維持・向上に、たゆみない努力をしなければならないのです。

継続学習にはどんなものがあるの？

わが国では平成22年（2010年）4月から新人看護職員研修が努力義務となりました。

「看護師等の人材確保の促進に関する法律」が改正され、病院等の開設者が研修の実施や機会確保に努めなければならないこと、看護職員本人の責務としても免許取得後に研修を受けるなど、すすんで能力の開発・向上に努めること、などの文言が明記されるようになったのです。作成された「新人看護職員研修ガイドライン」には、新人の時期から生涯にわたり継続的に自己研鑽を積むことができる研修支援体制整備の重要性がうたわれており、その後のガイドライン改正によって、教育担当者育成など、より充実した内容になっています[1]。

日本看護協会では、「看護における継続教育とは、看護基礎教育の上に積み上げられる学習経験である」ととらえ、その継続教育における教育研修の位置づけを5つの分類として、教育計画に提示しています[2]（**表1**）。この分類に基づいて設定される研修コースから、看護職が自らの実践能力に合わせ、学ぶべき学習内容を選択できるようになっています。

教育計画の分類のうちの資格認定教育は、高度化・専門分化が進む医療現場における看護ケアの広がりと看護の質向上を目的に看護職にある人々の総意で発足し、現在、専門看護師、認定看護師、認定看護管理者という3つの資格があります[3]（**表2**）。

このほか、都道府県看護協会が開催する研修や各専門領域の学会など、看護職として生涯学ぶ機会は実に多くあります。自らめざすものを見つけ、自分に合ったスタイルでさらに深く学び続けていくことができる看護という職業は、とてもすばらしいですね。

表1 研修分類

「生活」と保健・医療・福祉をつなぐ質の高い看護の普及に向けた継続教育

ラダー＊と連動した継続教育

看護管理者が地域包括ケアシステムを推進するための力量形成に向けた継続教育

専門能力開発を支援する教育体制の充実に向けた継続教育

資格認定教育

＊ラダーとは、段階的能力評価システムのこと

表2 資格認定制度により得られる専門看護師と認定看護師

（他に認定看護管理者という資格があります）

	定義	専門領域	受験資格
専門看護師	複雑で解決困難な看護問題をもつ個人、家族および集団に対して水準の高い看護ケアを効率よく提供するための、特定の看護分野の知識・技術を深めた看護師のこと	13分野：がん看護、精神看護、地域看護、老人看護、小児看護、母性看護、慢性疾患看護、急性・重症患者看護、感染症看護、家族支援、在宅看護、遺伝看護、災害看護	●日本国の看護師免許を有すること ●看護系大学大学院修士課程修了者で日本看護系大学協議会が定める専門看護師教育課程基準の所定の単位を取得していること ●実務研修が通算5年以上あり、そのうち3年間以上は専門看護分野の実務研修であること
認定看護師（特定認定看護師）	特定の看護分野における熟練した看護技術および知識を用いて、あらゆる場で看護を必要とする対象に、水準の高い看護実践ができる看護師のこと	19分野：感染管理、がん放射線療法看護、がん薬物療法看護、緩和ケア、クリティカルケア、呼吸器疾患看護、在宅ケア、手術看護、小児プライマリケア、新生児集中ケア、心不全看護、腎不全看護、生殖看護、摂食嚥下障害看護、糖尿病看護、乳がん看護、認知症看護、脳卒中看護、皮膚・排泄ケア（2020年5月より認定開始）※	●日本国の看護師免許を有すること ●看護師免許取得後、実務研修が5年以上で、うち3年以上は認定看護分野の実務研修であること。認定看護師教育課程修了（1年以内・800時間以上）者であること

2022年1月現在

※特定行為研修を組み込んでいないA課程認定看護師の21分野については2026年度をもって教育終了となる。ただし、特定行為研修を修了したうえでB課程認定看護師（特定認定看護師）へ移行することや現行資格の継続は可能。21分野：がん化学療法看護、がん性疼痛看護、感染管理、がん放射線療法看護、緩和ケア、救急看護、集中ケア、手術看護、小児救急看護、新生児集中ケア、摂食・嚥下障害看護、透析看護、糖尿病看護、乳がん看護、認知症看護、脳卒中リハビリテーション看護、皮膚・排泄ケア、不妊症看護、訪問看護、慢性呼吸器疾患看護、慢性心不全看護。

本文 9 看護職は、多職種で協働し、よりよい保健・医療・福祉を実現する

看護職は、多職種で協働し、看護および医療の受け手である人々に対して最善を尽くし、より質の高い保健・医療・福祉の提供をめざしています。地域で暮らす人々の健康と生活を支えるためには、看護職は**保健・医療・福祉関係者と連携・協働する**ことが必要となるのです。

看護を取り巻く環境や社会情勢が大きく変化しており、厚生労働省は2016年にこれからの医療を「治す医療」から「治し支える医療」へ転換し、**地域包括ケアシステム**の構築を進めています。"地域包括ケアシステム"とは、人々が住み慣れた地域で自分らしい暮らしを人生の最後まで続けることができるよう、**住まい・医療・介護・予防・生活支援が一体的に提供される**しくみのことです。

保健医療福祉チームってなぁに？

保健・医療・福祉の活動は多岐にわたり、さまざまな職種の専門家が"人々の健康と生活を支援する"という目標のもと、それぞれの専門的立場から連絡・調整をしながら、対象への支援を行います。つまり、チームで連携・協働をするのです。

このためには、以下のことが重要となります。

❶互いの創意、工夫、努力によって、より質の高い看護および医療を提供する。
❷互いの専門性を理解し合い、各々の能力を最大限に発揮しながら、より質の高い看護および医療の提供をめざす。
❸情報を共有する場合は守秘義務を守り、適切な判断に基づいて行う。

主な保健医療福祉チームの専門職には介護支援専門員（ケアマネジャー）、保健師・助産師・看護師・准看護師、医師、薬剤師、歯科衛生士、理学療法士・作業療法士、言語聴覚士、社会福祉士、介護福祉士、医療ソーシャルワーカー（MSW：medical social worker）、訪問介護員（ホームヘルパー）、養護教諭などがあります。

看護職は、さまざまな職種の人と連携をとり、総合的に患者さんと家族を支えていきたいですね。

多職種との連携って？

それでは多職種と看護職の連携を、事例を挙げて具体的に見ていきましょう。

具体例❶を見てみましょう。この看護師は、「家に帰りたい」という患者さんと不安な家族の気持ちをくんではいるものの、対象のニーズを総合的にとらえた対処ができていません。

次に**具体例❷**を見てみましょう。この看護師は患者さんと家族の気持ちを尊重し、すぐに退院調整看護師に連絡をとりました。そして次々に連携が生まれ、Aさんは希望通り自宅に帰れることになり、リハビリも受けられることになりました。また、家族は訪問看護師とホームヘルパーに支えられ、介護と仕事を両立できることになりました。

このように、ほかの看護職や保健医療福祉関係者と連携・協働することで、対象のニーズにそった支援を行うことができるのです。

看護職は常に患者さんの近くにいて看護援助を行っているので、患者さんとの信頼関係のもと、情報も多くもっています。保健医療福祉関係者としてチームケアを行う場合、看護職が中心となって、患者さんがその状態やニーズに適した十分なケアを受けられるように、必要に応じて関係する職種の人々を選んで連絡をとり、互いに協力し合って、相互の仕事を進め、対象を支えていくようにしましょう。

引用・参考文献
1. 日本看護協会 監修：新版 看護者の基本的責務—定義・概念／基本法／倫理. 日本看護協会出版会, 東京, 2021.
2. 木下由美子 編 著：新版在宅看護論. 医歯薬出版, 東京, 2009.
3. 福田素生 ほか 著：系統看護学講座 専門基礎分野 健康支援と社会保障制度[3]社会福祉. 医学書院, 東京, 2021.

右大腿骨頸部骨折で入院している80歳のＡさん（女性）は、ベッドで過ごすことが多く筋力の低下のため、歩行困難になりました。主治医からそろそろ退院を勧められ、家族が看護師に相談に来ました。この場面に学生も同席しまし

た。Ａさんは「最後まで家で暮らしたい。トイレには歩いて行きたいけれど……」と言います。家族は「家に連れて帰りたいが、商売もあるし、自分たちだけで世話ができるか不安……」と思っています。

具体例❶ 多職種との連携をとらず、協働していない

悪い例

看護職としては、患者さんと家族の希望をよく聴き、さまざまな職種の人と連携をとり、患者さんと家族を支えていくことが大切です。

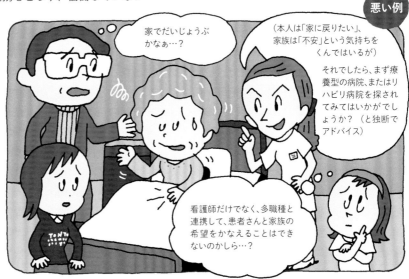

具体例❷ 多職種と連携をとり、互いに協働している

良い例

ほかの看護職や保健医療福祉関係者と協働することでチームをつくり、患者さんと家族を支えることができるのです！

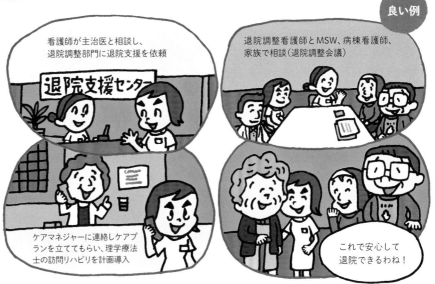

---

4. 秋山正子 ほか 著：系統看護学講座 統合分野 在宅看護論. 医学書院, 東京, 2021.
5. 日本看護協会：看護職の倫理綱領. 2021年. https://www.nurse.or.jp/home/publication/pdf/rinri/code_of_ethics.pdf（2021年8月15日閲覧）

本文 10 看護職は、より質の高い看護を行うために、自らの職務に関する行動基準を設定し、それに基づき行動する

看護実践のよりどころとなる「看護業務基準」とは

日本看護協会が作成した「看護業務基準」は、1995年に公表されて以降、看護を取り巻く環境の変化に伴い、2006年、2016年、2021年に見直し・改訂がされました。

「看護業務基準（2021年改訂版）」によれば、「看護業務基準」は、「働く場や年代・キャリア等にかかわらず保健師、助産師、看護師、准看護師全てに共通する看護の核となる部分を示す」と、あります。つまり、看護職にある人が職務を遂行するにあたり、「自分に求められ、自分が成すべきこと」の確認をするときに"なくてはならない根幹をあらわした基準"が示されているのです。

例を挙げると、この基準1の「1-1看護実践の責務」の項目のなかに、「1-1-1 全ての看護実践は、看護職の倫理綱領に基づく」という文言があります。いかなる職務、状況においても、その看護実践には倫理綱領の内容が反映されることとなります。この反映された具体策は、各組織に見合う方法や手順などを含む「看護基準」として、ナースステーションの決められた場所に置かれ

ることが多くあります。

これが「行動基準」であり、1人ひとりの看護職が、さらに対象に合わせて看護実践し評価することで、常によりよい最善をめざしています。それぞれの組織や環境、対象の違いがあるように、行動基準の設定には個別性や独自性を考慮することが必要です。その基に、よりどころにできる「看護業務基準（2021年改訂版）」のあることが意義深いことだと考えます。

「行動基準」はそのままだといけないの？

本文10の解説文に「自らの職務に関する行動基準を設定し、それに基づき行動することを通して自主規制を行うことは、専門職として必須の要件である」[2]とあります。

例えば、自分の行動基準がチームや組織の基準と合わなければ、合うように設定します。また、組織の一員である自分は、社会の動きなどに合わせ組織の基準の設定をも担うとの自覚が必要です。

行動基準がない場合や、不適切な設定のままであったとしたら、どのようなことが起こるので

具体例 ①

もし、看護に「行動基準」がなかったら……

行動基準がなければ、看護職はそれぞれ勝手な看護をしてしまい、安全安楽な看護は提供できませんね。

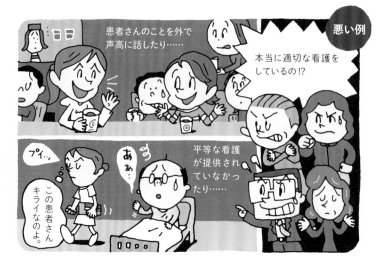

引用・参考文献　1. 日本看護協会 編：看護業務基準（2021年改訂版）. 日本看護協会, 2021年. https://www.nurse.or.jp/nursing/practice/kijyun/index.html（2021年12月10日閲覧）

しょうか？　看護職1人ひとりが思い思いの方法で看護を行い、それがよかったか悪かったかの評価にも至らず、チーム内の連携が図れないかもしれません。また、報告・連絡・相談が正しく行われないことで、事故やトラブルにつながることが起こりそうです。これでは対象の安全・安楽を図ることができず、質の高い看護を行うとはいえません。

「看護業務基準」において、内容には当初から「倫理的視点」「専門的知識習得や協働」「看護実践の組織化」等の内容が掲げられていました。その後の改訂では新たに「看護を必要とする人の意思決定支援」「看護実践の目的と方法の説明と合意」「人の生命、人としての尊厳及び権利に反する場合は、疑義を申し立てる」などが加えられ、これまで以上に**対象の権利擁護**がクローズアップされていることがわかります。

看護職が修得するべき知識・技術の内容は増えています。しっかり学習を積み重ねて、行動基準を設定し、これに基づき行動するのはもちろん、見直し変更まで行える看護職になりましょう。

多職種連携のなかで、自己の行動基準をどうとらえればよいでしょう？

近年、医療の高度化と複雑化が進み、さらには地域包括ケアシステム構築のさなかとあって、看護職がさまざまな職種と協働する機会が増えています。

例えば、多職種チームにおいて、それぞれの専門職としての考え、判断が一致しないときがあるかもしれません。そのとき、看護職としての自分は、どのように行動基準を設定するのがよいでしょうか？

実践のよりどころとなる行動指針が存在するのは看護職だけではありません。医師にも薬剤師にも、ほかの職種にも行動指針があります。専門職としての責務を念頭におく視点で主張し対立する場面も出てくることがあるかもしれません。「多職種チーム内で意見や判断の違いがありまとまらないときはどうすべきか？」について、「看護業務基準（2021年改訂版）」および「看護職の倫理綱領」に基づき検討した打開策の一例を示します。

❶チームとして関与する対象はコア（中心）にあることをチーム全員が共通認識する。
❷対象本人と家族の「意思と希望」をチーム全員が理解する。
❸チームのなかで看護職として行うべき内容を、判断の根拠や考えとともにわかりやすく示し、多職種に理解してもらうよう努める。
❹各専門職の判断や意見の違いを真摯に受け止め、コアである対象に向けた検討を重ねてチームとして解決に向かうことをチーム全員が共通認識する。

ときにはこのような場面についてもみなさんには考えていただきたいと願います。主体的な行動は、柔軟な思考から生まれることが望ましいと考えます。

具体例❷

看護職の行動基準を遵守し、それを高め、維持する

看護職の行動基準を遵守し、自ら高めるよう努力していくことで、より質の高い看護が提供できるのです！

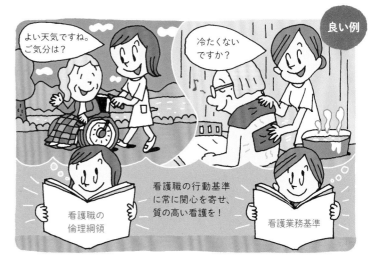

2.　日本看護協会：看護職の倫理綱領．2021年．https://www.nurse.or.jp/home/publication/pdf/rinri/code_of_ethics.pdf（2021年8月15日閲覧）

本文 11 看護職は、研究や実践を通して、専門的知識・技術の創造と開発に努め、看護学の発展に寄与する

本文11には、"将来のより質の高い看護"が提供されるための看護職の取り組みを謳ってあります。1つめは看護学の発展と人々の健康と福祉の寄与につながる「**看護研究の必要性**」、2つめは科学的知見ならびに指針を用いた「**根拠に基づいた看護の実践**」、3つめにはいかなる場合でも人々の生命、健康、プライバシーをまもり、尊厳・権利を尊重する「**研究参加に対する人々の権利保障**」について述べてあります。

■ 看護研究はなぜ必要なの?

みなさんは、フローレンス・ナイチンゲールは知っていますよね。19世紀の半ばに、看護が社会に貢献しうる専門職業であることを人々に身をもって示し、さらに看護が人々の健康回復に役立つものであることを"研究"を通して実証した最初の人といわれています。

病む人々の環境を整えたり、身のまわりの世話をすることが健康を回復するのにいかに役立つか、実際に観察し記録することで世の人々に示したのです。しかし、「実践を改善するためには研究を積み重ねることが必要である」という彼女の考え方はなかなか浸透しませんでした。

職業としての看護は根づき、継承されたのに比べ、"科学"としての看護学の発展は、20世紀の半ばから始まったにすぎません。看護が専門職として発展しはじめた近年では、看護研究は盛んに行われるようになってきています。

看護は生活の場における技術を基にしつつ、看護職の工夫によって、より効果の高い方法へと経験的確認を経ながら発展してきました。そのため、ある状態の患者さんには効果的であると認められている看護方法も、根拠を示して説明できないものがいまだにあるのです。

このような"経験知"といわれるものについて、科学的な方法で検証を重ねていくことが、今日の看護の大きな課題です。看護研究によって根拠を明確

にし、学問領域において理論的位置づけを確立することで"看護学"としての発展につながるのです。

■ 根拠に基づいた看護の実践って?

今日、看護界で頻繁に耳にするようになった言葉に、EBN(evidence-based nursing)があります。もともとこの言葉は、EBM(evidence-based medicine)に倣ってつくられた言葉です。

EBNは「根拠に基づいた看護」と訳されます。すなわち「科学的な研究によって得られた答えや、客観的事実に照らし合わせて検証される過程で得られた、科学的知識に基づいた看護の実践」という意味ですね。つまり、その科学的知識によって事象を説明したり、それを基に実践活動を行うのです。

知識は科学の進歩に伴って、次々と新しいものが出てきます。私たちは、常に新しい知識を用いて実践活動を行う必要があります。そのためには、研究によって得られる最新の知識に常に目を通し、情報を集めなければなりません。そして、その知識が自分の実践活動にどのように適用できるかを見きわめる力をもつことも大切です。

■ 看護研究は誰が行うの?

ところで、みなさんは看護研究を行う人は誰だと思いますか? 大学や修士・博士課程で研究を学んだ人や看護研究者が行うものと思ってはいませんか?

実践の現場にいる看護職も、適切な看護活動のためには看護研究を行うべきなのです。研究チームの一員となってデータの収集をしたり、研究成果を積極的に活用することもできます。

このように、実践家は研究に、研究者は看護実践に密接な関係をもっていなくては、実践に役立つ研究は生まれないし、新しい知識や法則が実践に役立つことは少なくなるのです。

看護学は理論知だけではなく、実践知の探究

が重要であるだけに、実践家と研究者の協働による研究の活発化が望まれるところです。

研究によって開発された専門的知識・技術は看護学の発展および看護政策の立案や人々の健康と福祉、QOL＊の向上にもつながっていくのです。研究の最終的な目的は、そこにあるのですね。

研究の対象となる人々の権利と尊厳の保護

人間を対象とする看護研究では、対象者の安全や尊厳、プライバシーや自律性を侵すことがあってはなりません。

このためには、インフォームド・コンセントを得ることが大切であり、研究の内容と安全性や危険性をすべて説明し、研究への参加の有無は対象者のまったくの自由意思となります。当然、拒否する権利もあり、このために治療やケアを受けられなくなるという不利益を被らないことも保障されなければならないのです。

具体例❶
科学的視点をもった看護

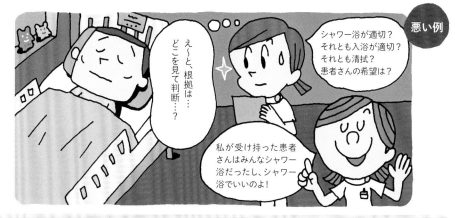

悪い例

え～と、根拠は…どこを見て判断…？

シャワー浴が適切？それとも入浴が適切？それとも清拭？患者さんの希望は？

私が受け持った患者さんはみんなシャワー浴だったし、シャワー浴でいいのよ！

患者さんに提供するケアは根拠に基づいて行わなければなりません！　このような経験知といわれるものについて、科学的な方法で、その根拠を明確にしていくことが大切なのです。

具体例❷
看護研究の倫理

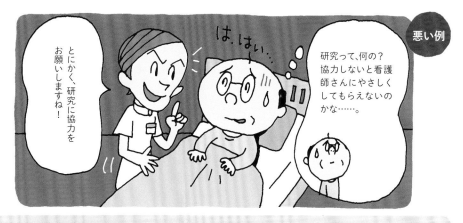

悪い例

とにかく、研究に協力をお願いしますね！

は、はい……

研究って、何の？協力しないと看護師さんにやさしくしてもらえないのかな……。

研究の内容と安全性や危険性をすべて説明し、必ずインフォームド・コンセントを得ましょう。また対象者が拒否したことで不利益を被らないことも保障されなければなりません。

＊【QOL】quality of life：人間の生活(生命)の質(P.42「キーワード集」参照)

参考文献

1. 南裕子 編：看護における研究. 日本看護協会出版会，東京，2008.
2. 矢野正子 他 著：新体系看護学全書別冊14 看護管理・研究・看護制度. メヂカルフレンド社，東京，2009.
3. 小西恵美子 編：看護学テキストNICE看護学テキストNICE「看護倫理」よい看護・良い看護師への道しるべ 改訂第3版. 南江堂，東京，2021.
4. 日本看護協会：看護職の倫理綱領. 2021年. https://www.nurse.or.jp/home/publication/pdf/rinri/code_of_ethics.pdf(2021年8月15日閲覧)

本文 12 看護職は、より質の高い看護を行うため、看護職自身のウェルビーイング*の向上に努める

*ウェルビーイングとは、身体的、精神的、社会的に良好な状態であること

実習と私生活、活動と休息のバランスを保ちましょう

まずは**具体例❶**を見てください。看護学生のAさんが教員から声をかけられています。

その日のAさんは、患者さんの病室に行っても椅子や点滴スタンドにぶつかったり、患者さんに話しかけられているのに気づかなかったり、ボーっとして注意力がない様子でした。そして実習に身が入らないまま、1日を過ごしてしまいました。

みなさん、思い当たることはありませんか。Aさんのような状況で、患者さんによりよい看護を提供できるでしょうか？

看護職は人々の健康を支援することを職業としています。より質の高い看護を行うためには、自分自身のウェルビーイングの向上を心がける必要があります。

そのためには職業生活(看護学生時代は実習中の生活)と私生活のバランス、すなわち仕事と生活の調和(ワーク・ライフ・バランス)、活動と休息のバランスを保つことがとても大切です。

実習中は、記録や学習にどうしても時間がとられてしまいます。実習が開始となる前にあらかじめ必要な学習を済ませておき、実習の準備を万全にしておくことがとても大切になります。

具体例❶ 実習と私生活のバランスがとれず、実習に支障をきたしてしまう

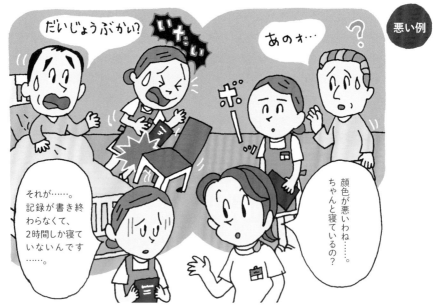

実習と私生活のバランス、すなわち活動と休息のバランスを保つことがとても大切になります。実習中の記録や学習は、時間を有効に使い、翌日の実習に支障のないように休息の時間を確保しましょう。

参考文献
1. 日本看護協会：看護職の健康と安全に配慮した労働安全衛生ガイドライン　ヘルシーワークプレイス（健康で安全な職場）を目指して. 2018年4月公表.
https://www.nurse.or.jp/nursing/shuroanzen/safety/hwp_guideline/index.html（2021年12月6日閲覧）

また実習中は家に帰ってからの時間を有効に使い、効率よく学習や記録を行い、翌日の実習に支障をきたさないように休息・睡眠の時間を確保することが大切です。

仕事と私生活を切り替え、こころの健康を保持しましょう

具体例❷を見てみましょう。看護師の事例ですが、みなさんの中にも実習中に、これに近い経験をした人がいるのではないでしょうか？

具体例❷の看護師の「こころの状態」は、健康といえるでしょうか。看護は人の命にかかわる仕事のため、ストレスや緊張を強いられる場面が多くあります。

患者さんに共感することはとても大切なのですが、患者さんの状況に巻き込まれすぎると自分自身を見失ってしまい、その結果、自分のこころの健康を害してしまうこともあります。

学生時代は、実習が終了すると患者さんとのことも少しずつ薄れていき、自然に健康を回復します。しかし、看護職として働くようになると切り替えができないまま、患者さんへの思いをずっと引きずってしまいがちです。

こころの健康を保持するためにも、気分転換を図る工夫をしたり、職場内の先輩に相談したりして対処していくことが必要でしょう。

また、日本看護協会による「看護職の健康と安全に配慮した労働安全衛生ガイドライン」[1]もありますので、参考にしましょう。

＊

この本文12の内容はとてもわかりやすいのですが、自分自身の日々の生活を見直し、心身の健康を保持増進していくということは、実はとても難しいことだと思います。

私たち自身の「こころ」と「からだ」を健康にしてから、元気いっぱいに看護をしていきましょう。

また、ワーク・ライフ・バランスを大切に、ストレスをためないよう過ごしていきましょう。

具体例❷　患者さんの状況に巻き込まれすぎて、ワーク・ライフ・バランスが崩れてしまう

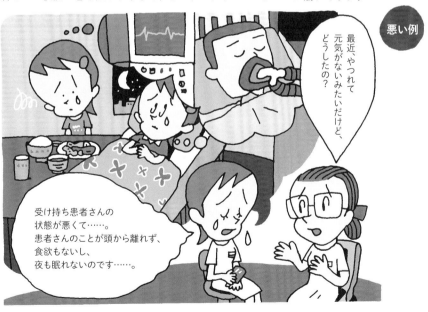

悪い例

最近、やつれて元気がないみたいだけど、どうしたの？

受け持ち患者さんの状態が悪くて……。患者さんのことが頭から離れず、食欲もないし、夜も眠れないのです……。

患者さんの状況に巻き込まれすぎると自分自身を見失い、切り替えができず、その思いをずっと引きずってしまいがちです。気分転換を図ったり、先輩に相談し、こころの健康を保持しましょう。

2. 日本看護協会：看護職の倫理綱領. 2021年. https://www.nurse.or.jp/home/publication/pdf/rinri/code_of_ethics.pdf（2021年8月15日閲覧）

本文 13 看護職は、常に品位を保持し、看護職に対する社会の人々の信頼を高めるよう努める

看護は、社会の人々、看護を必要とする人からの信頼があって存在します。看護に対する信頼を高めるためには、専門的な知識や技術以外にも大切なことがあります。それは看護職1人ひとりの誠実さ、礼節、品性、清潔さ、謙虚さなどに支えられた行動によるところが大きいのです。

そのためには、社会人としてのマナーを身につけることから始まります。社会でも医療現場でも、基本的に必要とされるマナーは同じです。求められることは、身だしなみ、挨拶、言葉遣い、表情、しぐさなどがあります。初対面では、服装などの身だしなみが、相手へ大きな印象を与えます。

実習に臨むみなさんも、白衣を着用したときの対応や身だしなみは大切なマナーの1つといえるでしょう。

信頼関係を築くためのマナーって?

具体例❶は、看護学生が受け持つことになった患者さんに挨拶をしています。身だしなみがきちんとしていない看護学生から挨拶される患者さんは、どんな思いでいるでしょう。みなさん、自分の白衣姿をもう一度鏡で見てみましょう。

身だしなみは信頼関係を築くための第一歩になります。看護学生は、技術が未熟でも、ある程度は「仕方のないこと」と許されるかもしれません。しかし、身だしなみは、基本中の基本です。身だしなみが常識から外れていると第一印象に影響します。どんなに一生懸命であっても、信頼されないということになりかねません。

まず、お化粧はナチュラルでさわやかに仕上

具体例❶ 身だしなみをきちんとしないと、患者さんから信頼されない

悪い例

> おはようございます。

> おはよう…

> だらしがない学生さんだな…香水のにおいもきついし…

身だしなみが常識から外れていると第一印象に影響します。どんなに一生懸命であっても、信頼されないということになりかねません。控えめ・清潔・健康的であることなどを心がけましょう。

参考文献
1. 浅羽恵 他：接遇気づきのワンポイント・アドバイス. 医療タイムス社, 東京, 2007.
2. 半田典子：始めよう、マナーレッスン. ナーシングカレッジ2004；8(6)：86.

げ、香りのないものを使いましょう。アイライン、マスカラなどもつける場合は、自然な感じをめざしてください。髪型も注目されます。実習が終了するまで乱れずに保てる髪型がよいでしょう。髪の色は、茶髪であると目立つため、自然な色がよいと思います。

実習に行く前には学生同士でお互いに、身だしなみのチェックをし合いましょう。自分では気づかなかったこともわかるはずです。

患者さんに好感をもたれる身だしなみとして、控えめ・清潔感・健康的であることなどを心がけましょう。

患者さんに対する言葉かけって？

具体例❷を見てみましょう。学生が点滴の滴下数（てきかすう）を合わせている場面です。学生が一生懸命なことはわかりますが、どんなときでも挨拶はマナーの基本です。

また、このような経験はありませんか？　提出しなければいけない実習記録を明け方まで書いていて寝不足のあなたは、病棟の廊下（ろうか）で受け持ち患者さんに出会っても気づかないため挨拶しません。そのときの患者さんは、どう思うでしょ

うか？　「私、何か悪いことしたかしら？」、そんな気持ちになるのではないでしょうか。

「挨拶」の「挨」には「ひらく」「近づく」、「拶」には「せまる」「会釈する」という意味があります。つまり「挨拶」は「心をひらいて相手に近づく」ことであり、心と心のつながりを表した言葉といえるでしょう。ですから、挨拶は信頼関係を築く第一歩です。「**ア**：明るく、**イ**：いつも、**サ**：先に、**ツ**：続ける」ことが基本となります。実習は「挨拶から始まり、挨拶で終わる」といわれます。みなさんも気持ちのよい挨拶を心がけましょう。

また、患者さんから「あの看護学生さんの話し方が気になる」「不愉快だ（ふゆかい）」「話をしたくない」などといわれないように、話し方も看護学生のうちから身につけておきましょう。話し方は、ていねいに、静かに、タイミングよく、患者さんの動作、表情、しぐさ、目線を確かめながら話を進めるとよいでしょう。

マナーの基本を身につけることが、個人としての品行を常に高く維持することにもつながるのです。

具体例❷　挨拶を返さず、患者さんに不信感を与えてしまう

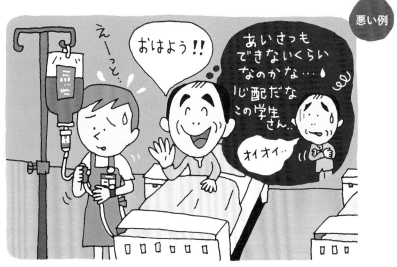

学生が一生懸命なことはわかりますが、どんなときでも挨拶はマナーの基本です。挨拶は信頼関係を築く第一歩！　実習は「挨拶から始まり、挨拶で終わる」といわれます。気持ちのよい挨拶を心がけましょう！

3．日本看護協会：看護職の倫理綱領. 2021年. https://www.nurse.or.jp/home/publication/pdf/rinri/code_of_ethics.pdf（2021年8月15日閲覧）

本文 14 看護職は、人々の生命と健康をまもるため、さまざまな問題について、社会正義の考え方をもって社会と責任を共有する

みなさんが看護職をめざした動機はさまざまだと思います。しかし、看護職の目的・役割についてはみなさん同じく「**人々の生命と健康をまもること**」とお考えなのではないでしょうか。その目的を達成するために私たちが考え、努力しなくてはならないことをいっしょに考えてみましょう。

時代によって変化するさまざまな問題

WHO（世界保健機関）が定義する健康の定義も、時代によって変化をしています。「健康」のとらえ方は社会の変化に伴い、一定ではありません。けれど、時代や国が違っても人々が願うことは「**安全に、健やかに自分らしい生活を営んでいきたい**」ということではないでしょうか。

近年、社会で起こっているたくさんの問題には、私たちが住んでいる国や地域では想像もできないようなことも多く含まれています。たいへん身近に感じる問題もあれば、自分には関係ないと感じて関心をもてないこともあるかもしれません。

銃で命を奪い合うような紛争は、テレビやインターネットのはるか遠くのできごとのように感じられることもあるでしょう。しかし、交通網の発達、ITの発展によりあらゆる地域とつながることが容易となった現代では、気候変動による災害も、紛争も、貧困も、暴力、虐待、人身売買も決して他人ごとではありません。**遠くのできごとが与える影響は見えないところで関係し合って、いつか身近な問題として顕在化する**ことがあるのです。

記憶に新しいと思いますが、地球上の離れた地域で発生したと思われた感染症が瞬く間に世界中に拡大し、私たちの生活を脅かすこととなりました。私たちは、国境を越え民族を超え知識

具体例❶

さまざまなできごとが人々の生命・健康につながっていることをグローバルにとらえてみよう

自分には関係ないと思われるできごとであっても、まずは関心をもって知ることから始めましょう。原因や影響、背景に何があるのかなどを調べることから、さまざまなことがわかります。それがきっかけで関係ないと思われた人とのつながりが生まれ、社会との責任の共有に発展していくことになるでしょう。

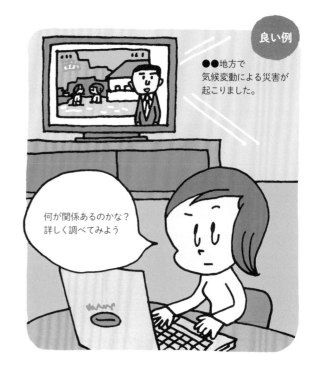

良い例

●●地方で気候変動による災害が起こりました。

何が関係あるのかな？詳しく調べてみよう

や情報を共有して、感染症の脅威に立ち向かわなくてはなりません。

こういったことからも、**世界で起こっていることに関心をもち、そのできごとが私たちの生活にどのような影響をもたらすかを考える必要がある**のです。**常に新しい情報を得て、新しい知識をアップデートする**ことが求められます。

多様な生き方・価値観の尊重 職種の垣根を超えた医療の提供

さらに個人の価値基準での判断ではなく、**広く多様な人々の価値に照らし合わせながら正しい道は何かを考える**といった高い意識をもつことが求められます。

たとえば、自分は差別なんてしていないと考えている人がいたとしましょう。けれど育った環境や時代背景、文化や教育により人の価値観には必ず違いが生まれます。その違いを認め自分と異なる価値観をもつ人の考えに耳を傾けることをしなければ、そこに必ず意識のずれによる差別や人々の分断が起こります。

多様な生き方、価値観を知ったうえで、**自分が正しいと考えたことが相手にとっても正しいのか、本当にその人の権利は守られているのか**と自身に問う姿勢が重要となります。

また、専門的な知識や経験に基づいて先を予測し、予防的なかかわりができるように、さまざまな職種の人と情報を共有し、職種の垣根を超えて他者の意見を尊重しながら、最終的に人々の生命と健康を守るための選択や判断ができているのかを考え、**よりよい医療の提供をめざしたい**ものです。

安全で健やかな 生活環境への視点

そして、看護職として活動するあらゆる場での環境にも意識を向け、**人々の生活を取り巻く環境が安全なものであるかという視点をもつこと**も大事です。

清浄な空気と水・安全な食物の確保が健康の保持増進のために欠かすことができないものであること、また騒音や化学物質など視覚的にとらえにくい現象も環境として重要な要素となることも忘れず、まず自分が安全で健やかに生活できる環境とはどのようなものかを考えてみましょう。

そこから視野を広げ、環境保護に積極的な姿勢をもって看護活動に臨むことが大切だといえるでしょう。

具体例❷
安楽な療養環境を整え、社会資源活用の提案や個人の生活様式に合った環境整備方法を提供する

薬物や医療機器、器具、体液、針などの適正な処理を怠ると自然環境の破壊や、生活環境の安全を脅かすことにつながる可能性があります。どんなに繁雑でも、規則を守り誠実な心をもって取り扱わなくてはなりません。

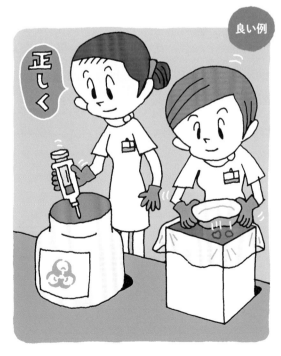

良い例

正しく

参考文献 1. 日本看護協会：看護職の倫理綱領. 2021年. https://www.nurse.or.jp/home/publication/pdf/rinri/code_of_ethics.pdf（2021年8月15日閲覧）

本文 15 看護職は、専門職組織に所属し、看護の質を高めるための活動に参画し、よりよい社会づくりに貢献する

看護職は対象の代弁者になりうる

看護職は、対象が病気や障害をもちながらもその人らしく過ごせるよう生活過程を整え、対象の最善の利益を保障する質の高い看護を提供するよう、24時間途切れることなく対象に関心を寄せて観察し、エビデンスをもってケアを行っています。そして、専門性の高い看護を実践し社会に貢献する使命があります。

対象の健康や生活にかかわっている看護職が、日頃の看護で感じたことや考えたことを、対象の代弁者となり社会に向けてアピールすることは、対象が質の高い医療を受ける権利を守ることであり、対象の生命および生活の質を向上させることにつながります。

実習中の学生は1人の対象と毎日じっくりかかわることができるため、対象の言葉にならない訴えを知ることや、些細な変化に気づくこともたくさんあるでしょう。その気づきを看護職へ伝えることは、対象にとって有効な看護が継続されることにつながります。また、医療の高度化に伴い看護研究は日々進化しています。看護学生や看護職が、新たに見いだされた知見を公表することは、広く対象の生命と生活の質向上や看護職の業務改善や保健医療福祉チームにおける組織改革など、広く保健・医療・福祉にかかわるすべての人々の役に立つでしょう。

具体例❶を見てください。こうして日頃の看護の成果を公開することは、対象をはじめとする人々のためにも、また看護職のためにも重要になります。

看護職としてよりよい社会づくりに貢献しよう

わが国では、少子高齢化の進行による人口構造の変化に伴い、地域医療構想の実現や地域包括ケアシステム構築の推進、ICTの導入による情報社会への移行が進んでいます。このような社会への移行に伴い、21世紀を担う看護職は高度な専門性をもち多様性に対応する力が求められています。

わが国の看護職の専門職能団体の一つとして

具体例❶ 実践の成果を公開する

対象にとってのよりよいケアを探求し成果を発表することは、看護の質向上にはたらきかけることになります。

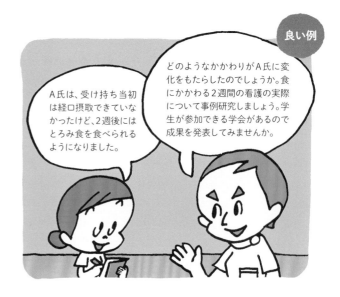

良い例

A氏は、受け持ち当初は経口摂取できていなかったけど、2週後にはとろみ食を食べられるようになりました。

どのようなかかわりがA氏に変化をもたらしたのでしょうか。食にかかわる2週間の看護の実際について事例研究しましょう。学生が参加できる学会があるので成果を発表してみませんか。

日本看護協会があります。日本看護協会では、専門性に基づいた看護の質の向上を図ること、看護職が生涯を通して安心して働き続けられる環境をつくること、人々のニーズに応える看護領域の開発を図ることを使命として、個人の力では解決できない看護を取り巻く課題を組織の力で解決し看護の発展に寄与しています。

そこで、私たち看護職は、変化していく社会を見据えて保健・医療・福祉制度や看護職の役割等について課題を理解し、専門職組織に所属しよりよい社会づくりをめざして積極的に活動することが大切です（**具体例❷**）。

みなさんも、保健・医療・福祉にかかわる看護職として制度や政策に関心をもち、日頃の行為に基づく制度を知り、また対象の代弁者となり看護の質向上と堅実な保健政策に貢献していきましょう。

| 表 | 主な看護職の専門職能団体*と活動 |

団体名	概要	活動内容
日本看護協会	1946年に保健師・助産師・看護師・准看護師によって設立された。47都道府県看護協会が会員組織をもち連携活動している。	健康政策の提言とその実現、継続教育、研究の振興、災害派遣、看護師の人材確保、専門看護師・認定看護師・認定看護管理者の教育と認定などを行う。
国際看護師協会	1899年に設立された国際的保健専門職団体。138か国の看護師が会員となる組織で、看護、看護師および健康の向上を推進するために活動している。	質の高い看護、堅実な世界的保健政策および看護の知識の発展を目指し、専門看護実践・看護規制・看護師の社会経済福祉を3つの柱とし、各国看護師協会と地域および国レベルで主要課題に取り組む。

＊【専門職能団体】「職能団体」とは、「特殊技能や資格を必要とする職業ごとに組織された団体」のことで、看護師の専門職能団体としては、上記のほか、日本看護連盟、日本助産師会があります。

具体例❷ 人々の暮らしと健康を支える活動

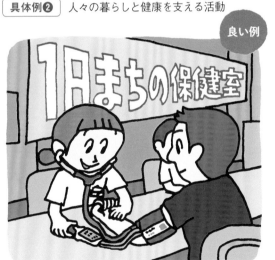

良い例

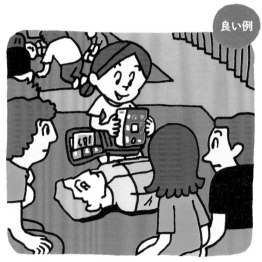

良い例

専門職として地域に出向き、健康観察や講習会などを行い、人々の暮らしと健康を支援しています。

参考文献
1. 日本看護協会：日本看護協会とは. https://www.nurse.or.jp/home/about/index.html（2021年8月30日閲覧）
2. 日本看護協会：ICNとは. https://www.nurse.or.jp/nursing/international/icn/about/index.html（2021年11月30日閲覧）
3. 志々岐康子 他：ナーシング・グラフィカ 基礎看護学① 看護学概論. メディカ出版, 大阪, 2020.
4. 日本看護協会：看護職の倫理綱領. 2021年. https://www.nurse.or.jp/home/publication/pdf/rinri/code_of_ethics.pdf（2021年8月15日閲覧）

本文 16 看護職は、様々な災害支援の担い手と協働し、災害によって影響を受けたすべての人々の生命、健康、生活をまもることに最善を尽くす

看護職は、災害によって影響を受けた人々の生命や健康、生活を守るスペシャリストであり、平常時から災害リスクの低減に努めよう

この本文16は、2021年の「看護職の倫理綱領」の改訂で新しい項目として打ち出されました。

近年、国内外で大規模な災害が頻発しています。いつどこで起こるかわからない災害がひとたび発生すれば、ライフラインは不通となり、多くの人々の生命、健康、生活、さらには地域社会、地球環境等に大きな影響を及ぼします。また、災害の発生を止めることは不可能である

ため、発生した場合に、いかに被害や損失を少なくできるかが重要になります。「災害対策基本法」第1章第2条の定義では、災害とは「暴風、竜巻、豪雨、豪雪、洪水、崖崩れ、土石流、高潮、地震、津波、噴火、地滑りその他の異常な自然現象または大規模な火事もしくは爆発その他その及ぼす被害の程度においてこれらに類する政令で定める原因により生ずる被害」とされています。

つまり、看護職は、平常時から多職種や行政、ボランティア、社会福祉協議会などと連携・協働し、災害リスクの低減に努め、災害が起きたときには、災害サイクル（初動から復旧・復興までの災害の過程）に合わせて、限られた

具体例❶ 日頃から災害看護をイメージして行動・学習する

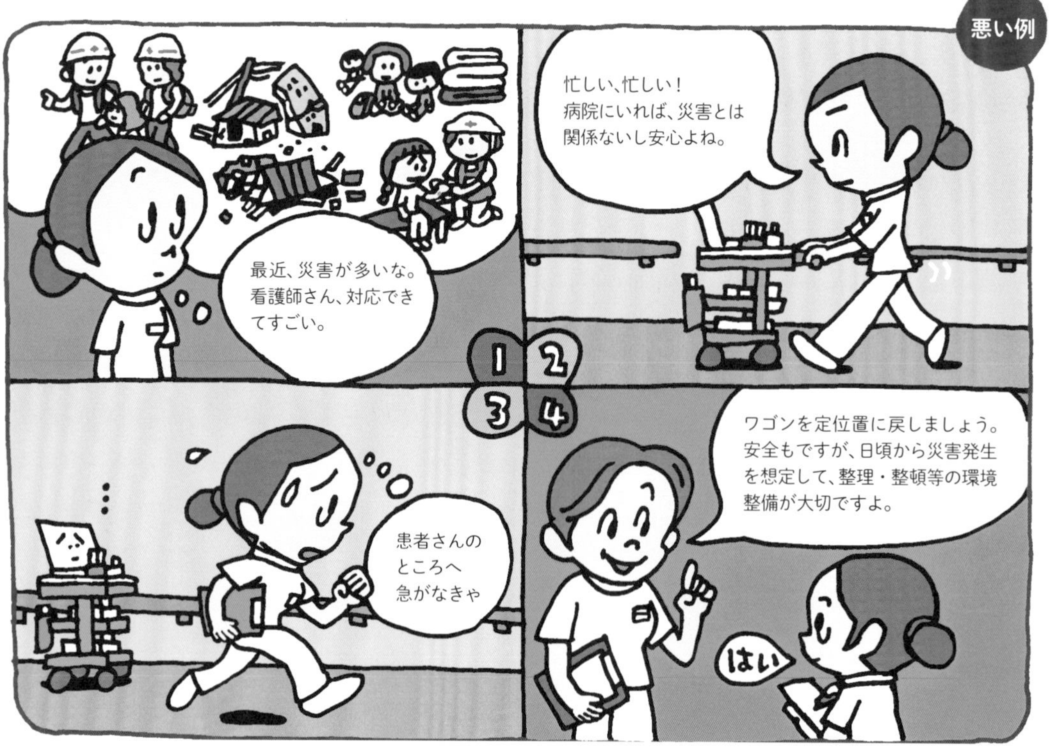

悪い例

最近、災害が多いな。看護師さん、対応できてすごい。

忙しい、忙しい！病院にいれば、災害とは関係ないし安心よね。

患者さんのところへ急がなきゃ

ワゴンを定位置に戻しましょう。安全もですが、日頃から災害発生を想定して、整理・整頓等の環境整備が大切ですよ。

はい

人的・物的資源を活用し、看護職自身も被災者となりうるなかで、被災者の救命や傷病者、病人への対応、日常生活支援、精神的ケアなど、専門知識と技術を提供します。その際には、多種多様な災害支援者とともに協働することが必要です。

日頃より災害が起こることを想定し、適切な看護が提供できるよう知識・技術を身につけよう

2008年度の看護基礎教育のカリキュラム改正において、災害直後から支援できる看護の基礎的知識について理解するという方針が示され、災害看護を学ぶ重要性がうたわれました。

具体例❶〜❸のように、災害が起こっていない平常時であっても、適切な看護が提供できるよう、日々の基礎的知識と技術の習得が大切です。また、災害に向けて地域だけではなく、病院内でも取り組むべきことはたくさんあり、防災設備や器材、危機管理体制の整備、地域住民や関係機関などとの連絡方法の整備等が必要

とされます。さらに、看護職が災害現場で活躍するための災害支援ナースやDMAT（Disaster Medical Assistance Team：災害派遣医療チーム）の看護師、災害看護専門看護師などがあります。

災害の現場は厳しい状況で、災害の支援活動の時期と場所によって、求められる看護の役割は異なりますが、そこで活躍できる知識と技術を備えた看護職は、必要不可欠な存在です。みなさんも、災害という刻々と変化する状況のなかで、必要とされる医療および看護の専門知識と技術を提供し、その能力を最大限に発揮できるよう、日々学習していきましょう。

【災害支援ナースとは】

看護職能団体の一員として都道府県看護協会に登録されている。被災した看護職の心身の負担を軽減し支えるよう努めるとともに、被災者が健康レベルを維持できるように、被災地で適切な医療・看護を提供する役割を担う。

具体例❷ 災害看護をイメージして演習している場面

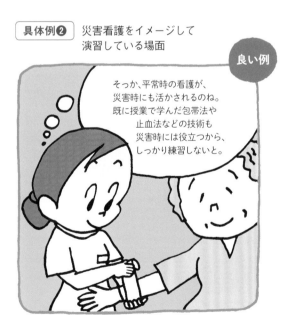

良い例

そっか、平常時の看護が、災害時にも活かされるのね。既に授業で学んだ包帯法や止血法などの技術も災害時には役立つから、しっかり練習しないと。

具体例❸ 災害看護を学習（イメージトレーニング）している場面

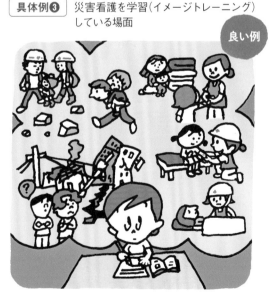

良い例

学生自身が、日頃から災害に対する意識を高めておき、看護職として支援活動をするうえで必要となる基礎的知識と技術の習得に日々取り組みましょう。

引用・参考文献

1. 日本看護協会：看護職の倫理綱領. 2021年. https://www.nurse.or.jp/home/publication/pdf/rinri/code_of_ethics.pdf（2021年8月1日閲覧）
2. 内閣府：災害対策基本法. https://www.cao.go.jp（2021年8月1日閲覧）

●アイデンティティ(identity)

自己同一性、主体性。自己が環境や時間の変化にかかわらず連続する同一のものであること。自分は何者であり、社会にどのように認められているかという感覚。エリクソン(Erik H.Erikson、1902-94)による発達課題を人間性の発達段階からみると、アイデンティティに対する答えを見つけ出そうとする時期は青年期である。

●アサーション(assertion)、アサーティブ(assertive)

自分の意見や考えなどを、率直に、正直に、かつ相手の立場を考えながら、その場にふさわしい方法で、なごやかに伝えるコミュニケーションスキルのこと。アサーティブネス(assertiveness)とは、相手に配慮した自己主張のこと。

●アドバンス・ケア・プランニング
　（ACP：advance care planning）

人生の最終段階における医療・ケアについて、本人が家族等や医療・ケアチームと繰り返し話し合う取り組みのこと。愛称を「人生会議」という。

●アドヒアランス(adherence)

患者が治療に関連するセルフケア行動(服薬、食事療法など)を遵守すること。コンプライアンスが「医療者の指示にどの程度従うか」という、医療者側の視点での概念であるのに対し、アドヒアランスは「患者が主体的に治療に参加する」という、患者を中心とした視点の概念。

●アドボカシー(advocacy)

擁護すること。支持すること。医療保健福祉分野において、患者、超高齢者、自己決定ができない人など、弱い立場にある人の生命や権利、利益を擁護して代弁すること。対象が自分らしく生きていくことを支援すること。アドボケイト(advocate)とは、アドボカシーを行うこと。それを行う人のこと。

●インフォームド・コンセント(informed consent)

「説明と同意」と訳される。患者が検査や治療の内容を十分理解したうえで、それに同意すること。医師と患者が対等の立場で考えて意思決定するという考え方による。看護職は医師の説明の際には同席して、双方の意思統一ができるよう配慮することが必要である。

●ウェルビーイング

身体的、精神的、社会的に良好な状態であること[1]。

●キュー・オー・エル(QOL、quality of life)

人間の生活(生命)の質。ある人がどれだけ人間らしい生活を送ることができているかを表す概念。疾患によっては副作用の大きい治療や、手術を受けることによって、患者が理想とする生き方や社会的にみて人間らしい生活が実現できなくなることもあり得る。このような状況を「QOLが低下する」ということがある。

●コンプライアンス(compliance)

「従うこと」を意味するところから、医療においては服薬指導や栄養指導などを守ることに用いられる。ノンコンプライアンス(non compliance)とは、それが守られないことをいう。最近は、「アドヒアランス」(前出)が使われることが多い。

●ジレンマ(dilemma)

2つの相反することがらの板ばさみになること。3つの答えがあり、そのどれもが矛盾する場合のことはトリレンマ(trilemma)という。

●セカンドオピニオン(second opinion)

患者が現在かかっている病院で受けた診断や治療(方針)について、主治医以外の他の病院の医師に求めた意見。複数の専門家の意見を聞くことで、より適した医療を受ける可能性を主体的に選択していくべきである、という考え方による。

●到達可能な最高水準の健康を享受する権利

WHO(世界保健機関)のWHO憲章前文にて「人種、宗教、政治信条や経済的・社会的条件によって差別されることなく、最高水準の健康に恵まれることは、あらゆる人々にとっての基本的人権のひとつ」(日本WHO協会仮訳)とされている[1]。

●ノーマライゼーション(normalization)

障害者も障害のない人と同様に、その地域で暮らす人が通常使用する施設や交通機関といった社会基盤を利用したり、労働や余暇活動への参加、さらには地域社会の中での交流から恋愛・結婚といった社会生活を送るという権利をもっているという考え方。また、その実現に向けた取り組みのこと。

●パートナーシップ

看護職と対象となる人々が、よりよい健康や生活の実現に向かって対等な立場で協力しあう関係のこと[1]。

●パターナリズム(paternalism)

父親的温情主義、家父長的態度や権威のこと。paterとはラテン語で父親を意味する。医療では、医師の言うとおりにするのが患者のためである、というような考え方をいう。自己決定権の侵害となることがあるため、インフォームド・コンセントが重視されるようになった。

●ボランティア(volunteer)

医療・保健衛生、福祉、教育・文化など、社会に生じた解決を必要とする問題に対して、自発的に取り組む行為や活動のこと。個人の独自性を生かし、行為の対価を求めないことが基本的な姿勢として望まれる。

●リビングウィル(living will)

「生前の意思」と訳される。生前、判断力が明確にあるうちに、自分の最期の迎え方についての希望を述べておくこと。延命治療に対する希望をあらかじめ表明しておくことなどを指す。これにより、たとえ判断能力が失われた状態になっても、本人の希望にそった終末期を迎えることが可能になる。

引用文献 ｜ 1. 日本看護協会：看護職の倫理綱領. 2021年. https://www.nurse.or.jp/home/publication/pdf/rinri/code_of_ethics.pdf(2021年12月10日閲覧)

PART
2

事例で
理解を深めよう!

本文 **1** **2** に対応したシーン

人間の生命、尊厳および権利を尊重した平等な看護の提供

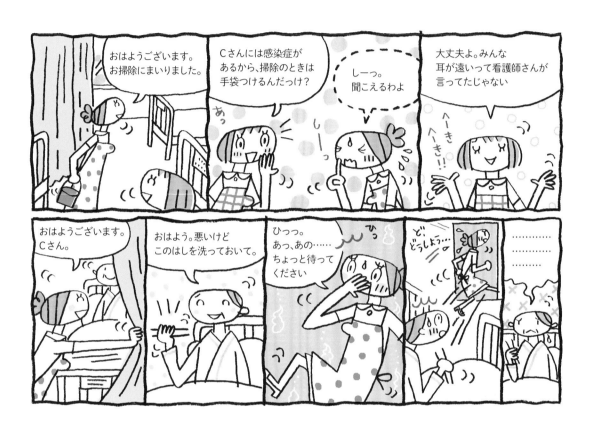

このシーンでの問題点

① 患者さんのプライバシーにかかわることを学生が病室で話しています。

② 患者さんに聞こえなければプライバシーにかかわることを話してもかまわないと学生が述べています。

③ 知識不足を患者さんの病室で露呈しています。

④ 知識があいまいなまま援助しています。

⑤ 患者さんの要望に対応できていません。

本文&ポイント解説

本文1 看護職は、人間の生命、人間としての尊厳及び権利を尊重する。

本文2 看護職は、対象となる人々に平等に看護を提供する。

● 看護職は、いかなる場面においても看護の対象となる人々の生命・尊厳・権利が守られることを判断および行動の基本とし、常に温かな人間的配慮をもって対応しなければなりません。

● 看護職には、看護の対象となる人の個別性やニーズを尊重し、受け止め、それに応じた看護をすべての人々に平等に差別なく提供することが求められます。

❀ 問題点の見なおし ❀

1 　患者さんの感染症の有無など、プライバシーにかかわることを学生が病室で話しており、患者さんの"プライバシーと尊厳の権利"が脅（おびや）かされています。情報提供、情報交換については慎重に時・場所・対象を考慮し、患者さんのプライバシーを守る必要があります。

2 　"老年期の患者さんは耳が遠く、プライバシーにかかわることを話しても聞こえないから大丈夫"という学生の言葉は失礼であり、患者さんの尊厳が守られていません。聞こえる、聞こえないにかかわらず、温かな人間的配慮のある言動を心がけることが大切です。

不平等な看護をしていない？

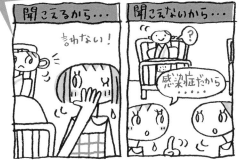

3 　感染経路や感染予防対策に対する知識不足を患者さんの病室で露呈することは、患者さんに不安を与え、人の生命を守る看護師として、意識に欠けると思われてしまいます。気をつけましょう。

4 　感染症に対する知識があいまいなまま環境整備をしていることは、"健康問題の性質によって差別せず平等に個別的特性に応じた看護の提供を受ける"という患者さんの権利が保障されていないと受け取れます。感染症に対する知識不足は、院内感染をまねくおそれがあり、"患者さんを害から守る"という権利を擁護（ようご）していないことにもなります。

5 　感染症に対する知識不足から、患者さんの「はしを洗ってほしい」という要望に対応できておらず、結果的に患者さんを不快にさせてしまいました。どの患者さんに対しても平等に個別のニーズに対応していかなければなりません。感染経路が理解できていれば、患者さんを不快にはさせなかったでしょう。

倫理チェック！

☐ 対象となる人々の生命、尊厳及び権利の尊重を意識していますか？

☐ 対象となる人々に平等に看護を提供することを意識していますか？

本文 ③ ⑬ に対応したシーン

社会の人々の信頼を獲得し、それに基づいた看護を提供

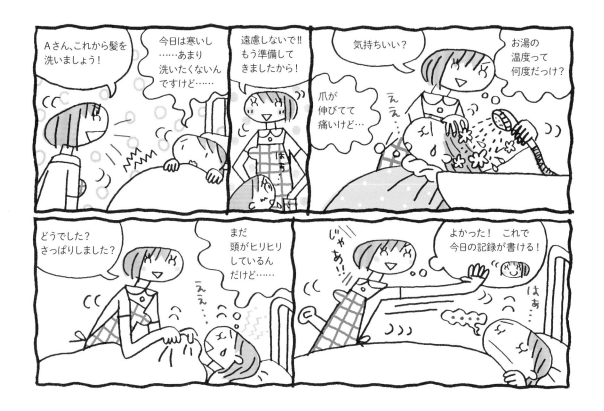

このシーンでの問題点

① 患者さんにこれから行う看護について理解を得られるような説明をしていません。
患者さんが同意をしていないのに、自分の都合でケアを行うことを決めてしまいました。

② あいまいな知識のまま看護を行っています。

③ 実施した看護が適切だったかどうか、観察したり患者さんの反応を見ようとしていません。
行った看護の結果に責任をもつ姿勢とはいえません。

④ 品行がよいとはいえません。
● 髪型が整っていません。　　　　● 途中、言葉遣いが友だち言葉になっています。
● 手をポケットに入れています。　● 爪が伸びています。

本文3 看護職は、対象となる人々との間に信頼関係を築き、その信頼関係に基づいて看護を提供する。

本文13 看護職は、常に品位を保持し、看護職に対する社会の人々の信頼を高めるよう努める。

● 看護は高度な知識や技術だけでなく、対象となる人々との信頼関係を基盤（きばん）として成り立ちます。対象となる人々の考えや意向を反映し、理解と同意が得られるような説明をし、その結果に責任をもたなくてはなりません。

● 看護には専門的な知識や技術のみでなく、誠実さや礼儀（れいぎ）、清潔（せいけつ）さ、謙虚さなどによって信頼を得ることも不可欠です。また、社会的常識や教養を深めることで自分の行動に責任をもち、人々からの信頼を損なうような不正な行いをしてはならないのです。

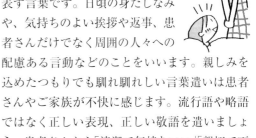

❀ 問題点の見なおし ❀

1 看護は患者さんとの信頼関係のうえに成り立っています。患者さんが納得できるような説明を行わなかったり、患者さんのニードではなく、自分の都合でケアを行っては、信頼は得られません。また、患者さんの思いに誠実に応えようという態度こそが信頼関係構築の大事な一歩です。

2 確かな知識と技術による看護を提供することは看護職の責務（せきむ）です。知識や技術が不十分では安全な看護が提供できず、責任ある看護とはいえません。

3 行った看護が患者さんにとって適切であったのか振り返ることも、看護の責任です。患者さんの状態はどう変化したのか、反応はどうだったのか、必ず観察して次の看護へと結びつけていくことで、患者さんも自分が受けている看護が必要なものだという実感がもてるようになり、信頼につながります。

4 品位、品性とはその人がもつ人格的な質の高さを表す言葉です。日頃の身だしなみや、気持ちのよい挨拶や返事、患者さんだけでなく周囲の人々への配慮ある言動などのことをいいます。親しみを込めたつもりでも馴れ馴れしい言葉遣いは患者さんやご家族が不快に感じます。流行語や略語ではなく正しい表現、正しい敬語を遣いましょう。患者さんから「清潔で気持ちいい」「親切で丁寧だ」「こういう人に看護されると安心できる」と思われるような姿や態度を心がけましょう。それが信頼関係を築くための基本となります。

倫理チェック！

- ☐ 患者さんやご家族の理解や同意を得られるような責任ある行動をとっていますか？
- ☐ 実施した看護について、適切だったかどうか、患者さんはどう思っているか確認しましたか？
- ☐ 身だしなみは整っていますか？ 看護職としてふさわしい姿でしょうか？
- ☐ 言葉遣いは適切ですか？
- ☐ 信頼を築けるように、または信頼に応えるように努力していますか？

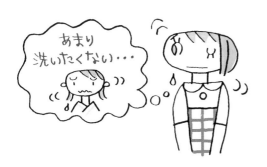

あまり洗いたくない・・・

本文 4 に対応したシーン

人々の権利を尊重し、自らの意向や価値観にそった選択を支援する

 Bさん、80歳、男性。精査入院をし、今回はじめて胃がんが発見されました。

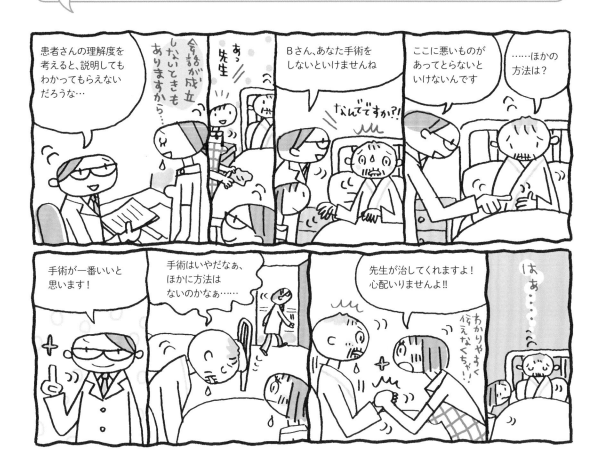

このシーンでの問題点

① 医師はインフォームド・コンセントを行っていません。
- 患者さんは自分の病状が理解できていません。
- 患者さんは自分で治療方針を選択できていません。

② 学生は患者さんの訴えの意味を理解できていません。

本文4 看護職は、人々の権利を尊重し、人々が自らの意向や価値観に
そった選択ができるよう支援する。

● 人々は自己の健康状態、治療などについて医療者から十分な説明を受ける権利があります。またその情報を基に、患者自身が治療・看護を選択することができます。
● 看護職はこのような人々の知る権利、自己決定の権利を保障するよう努める必要があります。

✿ 問題点の見なおし ✿

1 インフォームド・コンセントとは、相手に正しい情報を伝えて合意を得ることです。医師は患者さんを「理解度が低い」ととらえています。しかし、それは説明内容を省いたり、自分の考えを押しつけてよいということではありません。対象に合わせて説明方法を考える必要があります。

また、その場に看護師が立ち会い、患者さんに代わって説明を求めること、説明された内容を患者さんが理解できているかを確認すること、患者さんが自己決定できるよう支援することが必要となります。

2 患者さんは「手術はいやだなぁ、ほかに方法はないのかなぁ……」と言っています。つまり、手術をすることを受け入れることができていないのです。

患者さんは、手術やその他の方法に関し十分説明を受けたうえで、自己決定する権利を有しています。看護学生として、まずその権利について考えてみてください。そして、患者さんの気持ちになって、患者さんの訴え、不安に耳を傾けてみましょう。その後、医師や看護師に患者さんが不安を抱えていることを報告し、再度説明を求めることが必要だと考えられます。

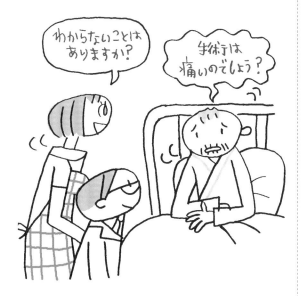

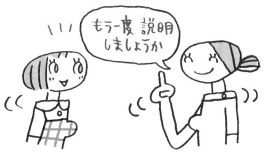

倫理チェック！

☐ 対象となる人々の「知る権利」を意識できていますか？

☐ 対象となる人々の「自己決定の権利」を尊重していますか？

対象となる人々の秘密の保持と、個人情報の適正な取り扱い

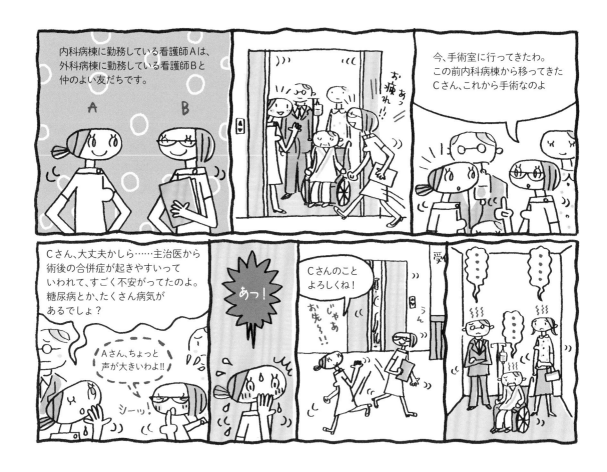

このシーンでの問題点

① 患者さんの個人情報（患者氏名、病名、治療、社会背景など）を、第三者にも聞こえるように話しています。

② エレベーター内で、患者さんの個人情報を共有しています。

本文 5 看護職は、対象となる人々の秘密を保持し、取得した個人情報は適正に取り扱う。

● 看護職は、対象となる人々の身体面、精神面、社会面にわたる個人的な情報を得る機会が多いため、個人的な情報を得る際には、その情報の利用目的について説明し、職務上知り得た情報について守秘義務を遵守しなければなりません。診療録や看護記録など、個人情報の取り扱いには細心の注意を払い、情報の漏出（ろうしゅつ）を防止するための対策を講じる必要があります。

● 保健医療福祉関係者間において情報を共有する場合は、適切な判断に基づいて行わなければなりません。

❀ 問題点の見なおし ❀

1 患者さんの個人情報を、看護職は第三者のいる公衆の面前で話しており、守秘義務が守られていません。個人情報を取り扱う場合には、その漏出を防止するために、細心の注意を払う必要があります。

個人情報とは「生存する個人に関する情報であって、当該（とうがい）情報に含まれる氏名、生年月日その他の記述等により特定の個人を識別（しきべつ）することができるもの」であり、「他の情報と容易に照合することができ、それにより特定の個人を識別することができることとなるものを含む」と、個人情報保護法第2条第1項で規定されています。

表 守秘義務に関する法律

保健師助産師看護師法	● 第42条の2「保健師、看護師又は准看護師は、正当な理由がなく、その業務上知り得た人の秘密を漏らしてはならない。保健師、看護師又は准看護師でなくなった後においても、同様とする」 ● 第44条の4「第42条の2の規定に違反して、業務上知り得た人の秘密を漏らした者は、6月以下の懲役又は10万円以下の罰金に処する」
刑法	● 第134条第1項「医師、薬剤師、医薬品販売業者、助産師、弁護士、弁護人、公証人又はこれらの職にあった者が、正当な理由がないのに、その業務上取り扱ったことについて知り得た人の秘密を漏らしたときは、6月以下の懲役又は10万円以下の罰金に処する」

その他にも母体保護法、感染症の予防及び感染症の患者に対する医療に関する法律など、守秘義務について定めている法律があり、十分な注意が必要です。

2 看護職は適切な看護を提供するために個人情報を得る機会が多くあります。その際には対象に個人情報の利用目的を説明し、質の高い看護を提供するために患者情報を共有する場合は、適切な時・場所・目的かどうかを判断しなければなりません。エレベーターの中は適切な場所とはいえません。

また、知り得た情報については守秘義務を果たさなければなりません。看護職の守秘義務については、法律で規定されています。**表**は守秘義務に関する法律です。

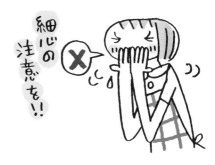

細心の注意を!!

倫理チェック!

☐ 個人情報の保護について細心の注意を払っていますか?

☐ 個人情報を共有する適切な時・場所・目的かどうか、意識していますか?

本文 ❻ に対応したシーン

対象となる人々を不利益や危害から保護し、安全を確保した看護を提供

 看護師A
外科病棟に勤務

 看護師B
Cさんの受け持ち看護師

 Cさん
60歳女性、胃切除術後1日目

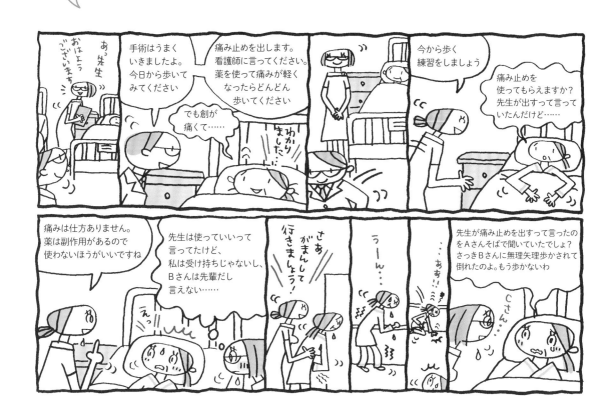

このシーンでの問題点

1 看護師Aは、患者さんと医師の話をそばで聞き、医師が鎮痛薬を処方したことを知っていたのに、看護師Bに伝えませんでした。

2 看護師Bは、患者さんの言葉を遮り、痛みが人体に与える悪影響を理解しないまま、一方的に根拠のない考えを押しつけ、患者さんの要望に対応しようとしていません。

3 看護師Bは自分勝手な判断をして、医師への確認行為を行いませんでした。その結果、患者さんは医師と看護師の連携に対して不信感をもってしまいました。

本文6 看護職は、対象となる人々に不利益や危害が生じているときは、人々を保護し安全を確保する。

●看護職は、医療従事者の不適切な判断で、治療や看護が行われていると気づいたときには、対象となる人々を保護し、安全を確保する立場です。そして、その問題を解決するためのはたらきかけや行動をしなければなりません。

●また、看護職が行う看護が、対象となる人々を傷つける可能性があることを意識し、それを防止するためにはたらきかけなければなりません。

❀ 問題点の見なおし ❀

① 看護師Aは、看護師Bが誤った判断で看護を実施しようとしていることに気づいているのに、先輩だから「言いにくい」という理由で見すごし、自らの保身を優先させています。その結果、患者さんは適切な看護が受けられませんでした。

看護職は、患者さんの最善の利益に従って行動しなければなりません。患者さんにとって、不利益になることや、「言うに言えない」思いに遭遇したときは、患者さんの権利を擁護し、代弁する立場にあることを忘れてはいけません。時には立場を超えて勇気をもった発言や行動をしなければなりません。

② 看護師Bは、患者さんの要望に対応しようとしていないうえに、術後1日目という患者さんの身体的な苦痛や不安を理解しようとしていません。そして、患者さんの言葉を遮り、自分の勝手な考えを一方的に押しつけています。患者さんには良質な医療や看護を受ける権利がありますが、この事例では、患者さんの尊厳や権利が守られていません。看護職は誠実な態度で、科学的根拠と専門的知識に基づいて看護を提供する必要があります。さらに看護師Bは、説明を行わず同意も得られないまま看護を実施しました。看護を提供する際には、患者さんに、行われる看護について説明を行い、同意を得なければなりません。患者さんに看護に積極的に参加していただくために、インフォームド・コンセントは重要です。

③ 看護師Bは、医師の指示内容を確認せずに、自分の思い込みで行動しています。患者さんの安全を守るためには、危険を予知した確認行動が重要です。この事例では、看護師Bが確認行動をとらなかったために、患者さんに精神的・肉体的な苦痛を与え、生命を脅かしました。

危険な状況にある人々を保護し、安全な看護を提供するためには信頼関係が必要です。看護師Bの行動は、本人だけでなく、他の医療者との信頼関係までをも崩してしまいそうです。1人の行動すべてが、人々の権利を擁護するうえで共同の責任を担っていることを忘れてはいけません。そしてまた、看護職の行う看護行為が、対象となる人々を傷つける可能性があることを意識し、行動や言動を常に振り返りましょう。

倫理チェック！

☐ 対象となる人々に最良の医療や看護が行われていないと気づいたときに、対象の最善の利益と自らの良心に従い、代弁者となれるよう勇気をもって行動していますか？

☐ 自分だけの勝手な判断や、誤った知識で人々への医療や看護を行っていませんか？ また、その可能性があることを意識していますか？

☐ 対象となる人々の医療や看護は、チーム全体の責任において行われていると意識していますか？

本文 ❼ に対応したシーン

自己の責任と能力を的確に把握し、個人としての責任をもった看護を提供

患児（1歳）が肺炎で入院し2日目。母親が面会中。

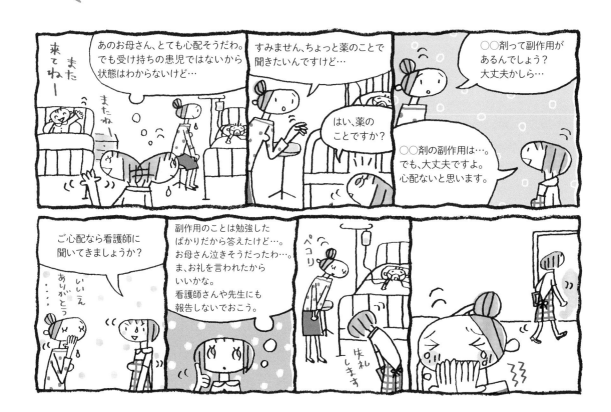

このシーンでの問題点

① 学生の立場をわきまえず、質問を聴き返すなどして答える態度をとっています。

② 無責任で根拠のない受け答えをし、相手にさらなる不安を与えています。

③ 看護師、教員への報告がされていません。

本文7 看護職は、自己の責任と能力を的確に把握し、実施した看護について個人としての責任をもつ。

● 看護職は自己の責任と能力を的確に認識して看護実践を行い、自己の実施する看護の説明を行う責任と判断、実施した行為と結果の責任を負います。

● 看護職の責任範囲は保健師助産師看護師法で規定され、法的責任を超える業務は行いません。自己の能力を超えた看護を求められる場合は、支援や指導を得て看護の質を保ち、他の看護職に委譲する場合は自己および相手の能力を正しく判断しなければなりません。

❀ 問題点の見なおし ❀

① 患者さんや家族からの質問、特に病状や治療に関する疑問には、正しい内容を適切な伝え方で答えなければなりません。受け持ち患者さんであっても、それ以外の患者さんであっても同様です。何かを聞かれた場合には、自分はまだ看護師免許をもたない学生であり、答えられる立場にないことをお話ししましょう。そのうえで、患者さんや家族が何らかの疑問をもたれていることを看護師に報告します、とお答えしましょう。

② 状況がよくわからないのに、聞かれたことに対して軽はずみに答えてしまっています。

看護師は、医師から患者さんへの病状説明、治療についての説明や同意を得る場面などに同席することも多く、患者さんの側に立って支援する役割を担っています。さまざまな疑問に答える際には、その根拠を明確にする、他の専門職に委譲するなど慎重に行います。言ったことへの責任は重いのです。

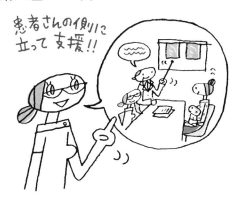
患者さんの側に立って支援!!

③ 患者さんにとって学生は、時には尋ねやすく話しやすい存在となる場合があります。患者さんの中には、実際には多くの不安や疑問を抱えながらも、忙しそうに見える看護師に対してあれこれ聞くのは失礼になるのでは？などと遠慮をしてしまう場合もありますよね。

しかし看護師は、学生から報告される内容も看護に必要な情報ととらえ、その能力を発揮して的確な看護を実践するのです。学生が遭遇する患者さんや家族とのかかわりの報告はとても大切です。学生が独断で伝えることで、患者さんには不利益が生じるかもしれません。看護師に援助を求める、正しく報告すること、などが学生個人としての責任を果たすこととなります。

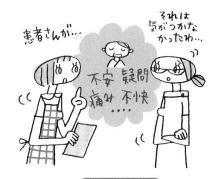
患者さんが…　それは気がつかなかったわ…　不安　疑問　痛み　不快　…

倫理チェック！

☐ 自分が実施する看護に責任がもてるか認識していますか？

☐ 自分の能力を超えた場合、他の看護師に援助を求めることができていますか？

本文 ⑧ ⑪ に対応したシーン

看護職は継続学習による
能力の開発・維持・向上に努める

 看護師A
新人看護師。受け持ち患者Cさんについて看護研究を行う予定だが、テーマは未定。

 看護師B
看護師Aのプリセプター*。看護や、看護研究について相談にのっている。

 Cさん
75歳の女性。胃の手術後で近々退院予定。

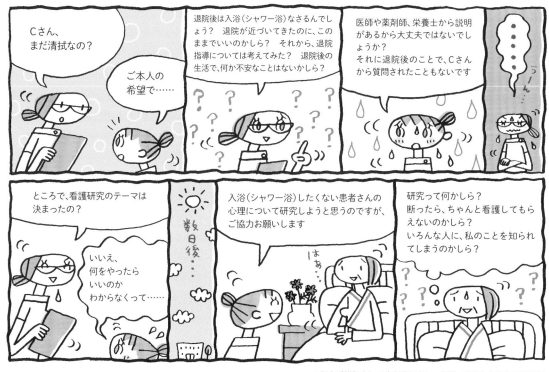

＊新人看護師を1〜2名程度担当し、指導・教育を行う先輩看護師

このシーンでの問題点

① 患者さんがシャワー浴や入浴をしたくない理由に関心を向けていません。

② 退院指導の必要性がわかっておらず、準備に取り組もうとしていません。

③ 研究に対するインフォームド・コンセントが不十分です。

本文&ポイント解説

本文8 看護職は、常に、個人の責任として継続学習による能力の開発・維持・向上に努める。

本文11 看護職は、研究や実践を通して、専門的知識・技術の創造と開発に努め、看護学の発展に寄与する。

● 看護職には、科学・医療の進歩や多様化する人々の健康上のニーズに対応していくため、高い教養と高度な専門的能力が求められます。専門職業人としての研鑽に励み、能力の開発・維持・向上に努める責任と責務があります。

● 看護職は、常に最新の知見を活用して看護実践するとともに、研究や実践に基づく新たな専門的知識・技術の開発に努め、看護学の発展に寄与しなければなりません。また看護職は、あらゆる研究の対象となる人々の権利を保障するよう努めなければなりません。

❀ 問題点の見なおし ❀

① 患者さんの希望にそって清拭を行っていることは、必ずしもいけないことではありません。しかし患者さんがなぜシャワー浴や入浴をしたくないのか理由を確認したうえで、退院を間近に控えた患者さんのADL**に合った看護が、どのようにあることが望ましいかを考え、自分自身の指導能力を向上させていく必要があります。

② 退院指導における看護師の役割がわかっていません。退院時には医師や薬剤師、栄養士などそれぞれの専門的立場から説明がありますが、看護師は患者さんの生活全体を把握して、それらの指導が活かせるようにかかわっていくことが求められています。そのためには、医師、薬剤師、栄養士などの専門家の説明をまず自分自身が理解していなくてはなりません。さらに患者さんが、退院後にどのような生活を希望なさっているのか把握し、できる限り実現できるように、いっしょに考えることも大切です。また対象に合った指導をするために

は、指導方法やコミュニケーションなど看護以外の専門的知識についても継続学習していく必要があります。

③ 研究についての詳しい説明をしないまま、協力を依頼しています。特に人間を対象とする看護研究では、対象者の安全や尊厳を守り、プライバシーを保護することが必要です。そのためには、インフォームド・コンセントを得ることが大切です。研究の内容と参加の有無は自由意思であること、また拒否したことによって不利益を被らないことも保障しなければなりません。

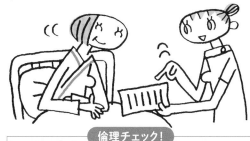

倫理チェック!

☐ 根拠のある援助を行い、常に最善のケアを提供するために、知識・技術・態度の向上をめざしていますか?

☐ 看護研究を行う際、十分なインフォームド・コンセントを得ていますか?

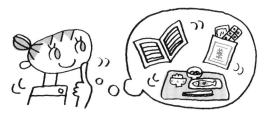

**【ADL】activities of daily living：日常生活動作

本文 ❾ に対応したシーン

多職種で協働して、よりよい保健・医療・福祉を実現する

 Hさん
退院が決まった。

 Hさんの夫
腰痛がある。

 Hさんを受け持つ
新人看護師。

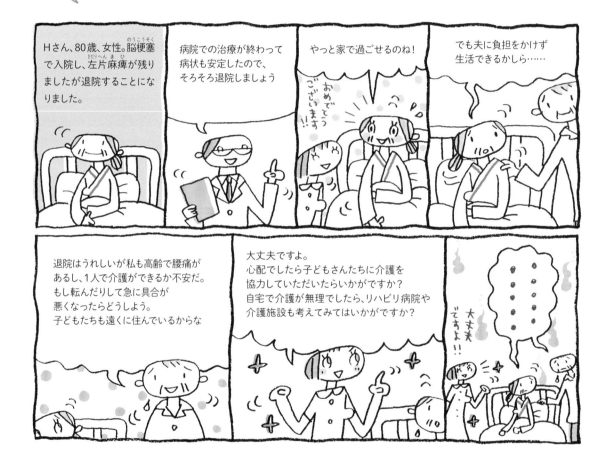

このシーンでの問題点

① 新人看護師は、患者さんやご家族の気持ちを理解しないで、個人的な意見を話しています。

② ほかの保健医療福祉職の役割や、機能の理解に欠け、協働ができていません。

本文9 看護職は、多職種で協働し、よりよい保健・医療・福祉を実現する。

● ほかの看護職や保健医療福祉関係者と協力・連携をして、チームをつくることで、より質の高い看護および医療を提供するよう努めなければなりません。
● 各関係者が対等の立場で、お互いの専門性を理解し合い各々（おのおの）の能力を発揮しながらより質の高い看護および医療の提供をめざすことが重要です。

❀ 問題点の見なおし ❀

① 多職種との協働は、各々が能力を最大限に発揮しながら1つの目標に向かって連携し合い協力することです。それには、職種間の相互理解が重要となります。この事例の場合、障がいを抱えて退院をした後の高齢者2人での生活を具体的にイメージすることが大切です。そのうえで、患者さんとご家族の思いや希望をよく聞き、ほかの看護職や関係する保健医療福祉職との連携・協働をしながら、チーム全体で退院後の生活を支援していくことが大切です。

② 患者さんやご家族は自宅での療養生活を望んでいます。この事例は、安易（あんい）に施設を勧めたり、家族背景や介護力を確認しないまま介護の協力を勧めるなど、看護職個人の考えを押しつけています。在宅療養をイメージして、社会資源の活用の必要性や今後予測される問題などをとらえておくことが必要です。そのためには、各々が相互理解を深めることを基盤として、関係職種間との連携を行い、協力し合って対象を支えていくことが大切です。

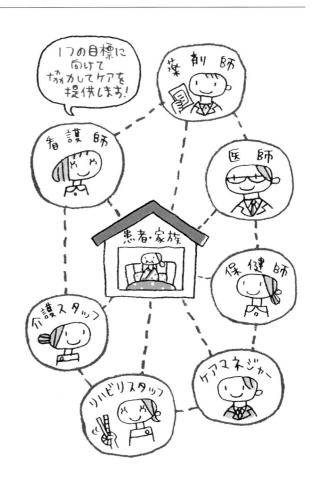

1つの目標に向けて協力してケアを提供します！

薬剤師
看護師
医師
患者・家族
保健師
介護スタッフ
ケアマネジャー
リハビリスタッフ

PART 2 事例で理解を深めよう！

倫理チェック！

☐ 職種間で理解を深めたうえで、チームを組んで協力し合うよう、意識していますか？

☐ 対象の生活を支えるという視点から、保健医療福祉職との連絡を密にとっていますか？

本文 ⑩ に対応したシーン

より質の高い看護を行うために、自らの職務に関する行動基準を設定し、行動する

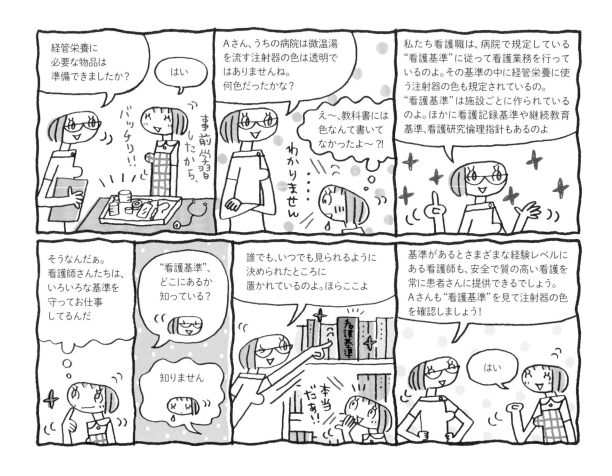

このシーンでの問題点

① 各施設の「看護基準」に基づいて、看護の内容や方法が規定されていることを知らずに、看護を行おうとしています。

② 「看護基準」などの行動基準があることで、より安全で質の高い看護を担保できることを知りません。

引用・参考文献

1. 矢野正子 編：新体系看護学全書 別巻14 看護管理・看護研究・看護制度. メヂカルフレンド社，東京，2010：15.
2. 東京医科大学看護専門学校 編著：やさしい看護者の倫理綱領 第2版. 照林社，東京，2013：28-29.
3. 日本看護協会 編：看護業務基準(2021年改訂版). 日本看護協会，2021年. https://www.nurse.or.jp/nursing/practice/kijyun/index.html (2021年12月10日閲覧)
4. 国際看護師協会，日本看護協会 訳：看護研究における倫理指針. 2004年. https://www.nurse.or.jp/nursing/

本文 10 看護職は、より質の高い看護を行うために、自らの職務に関する行動基準を設定し、それに基づき行動する。

●自らの職務に関する行動基準を設定し、それに基づき行動することを通して自主規制を行うことは、専門職として必須の要件です。この行動基準は、各々の職務に求められる水準やその責務を規定したものであり、看護職の専門的価値を支持するものです。

●基準の作成は組織的に行い、個人としてあるいは組織としてその基準を満たすよう努め、評価基準としても活用します。

✤ 問題点の見なおし ✤

① 看護職は、人々の健康を守る責任の重い職業です。そのため、さまざまな行動基準が設置されています。看護の業務は保健師助産師看護師法や看護基準によって規定されています。看護基準とは、その施設が提供する看護の水準を示し、実践する看護のよりどころとなるもの[1]です。看護の内容や方法を規定しており、さまざまな経験レベルにある看護職においても看護の質を担保するとともに、卒後教育などの評価基準としても活用することができます。看護職者が行動基準を守らなければ、安全で質の高い看護は提供できません。人々から信頼され「国民の健康を守る専門職」として認められるために[2]、私たちは法律や行動基準を守り、質の高い看護を提供する努力をしていかなくてはなりません。

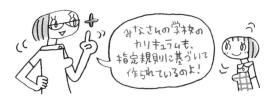

みなさんの学校のカリキュラムも、指定規則に基づいて作られているのよ！

② 質の高い看護を保障するためには、組織的に行動基準の作成を支援することも必要です。看護職能団体である日本看護協会で

は、少子超高齢化の進行に伴い、看護職に求められるニーズや看護職の活動する場が多様化するなかで看護実践の核となる部分を明確にする必要性が高まっているとして「看護業務基準」[3]を示しています。「看護業務基準」は、各施設における看護基準などの参考基準となっています。

また、各施設や教育機関では国際看護師協会が示した「看護研究における倫理指針」[4]に基づいて看護研究の基準を設けています。研究対象となる人々の尊厳および権利を擁護できるよう研究計画・研究プロセスの各段階、研究公表段階における倫理的配慮など詳細に規定しています。その他「継続教育の基準」[5]、「看護記録に関する指針」[6]なども各施設が行動基準を作成する際に参考としています。

倫理チェック！

☐ 看護にはさまざまな行動基準が設けられていることを知っていますか？

☐ 看護師としての責任をもって、行動基準を守れますか？

☐ 社会や看護の動き、法律、新たな看護基準に関心をもっていますか？

international/icn/document/pdf/guiding.pdf（2021年8月15日閲覧）

5. 日本看護協会：継続教育の基準 ver. 2. 2012年. https://www.nurse.or.jp/nursing/education/keizoku/pdf/keizoku-ver2.pdf（2021年8月15日閲覧）

6. 日本看護協会：看護記録に関する指針. 2018年. https://www.nurse.or.jp/home/publication/pdf/guideline/nursing_record.pdf（2021年8月15日閲覧）

本文 12 に対応したシーン

看護職自身の
ウェルビーイングの向上に努める

 学生A
外科病棟で実習中の看護学生。

 Bさん
68歳の女性。胃がんで入院中で、明日手術を予定。

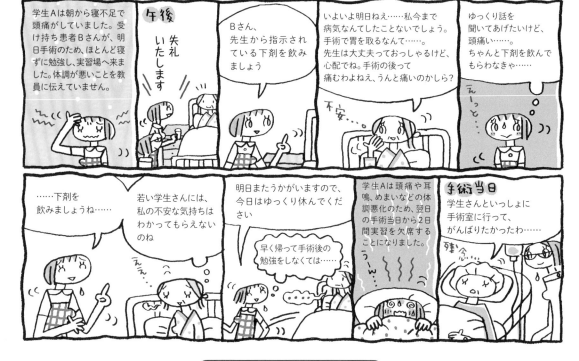

このシーンでの問題点

1 睡眠時間の確保ができず、翌日の実習に支障をきたしています。

2 朝から体調が悪いことを、教員や指導者に伝えていません。

3 手術に対する不安を訴えている患者さんに、対応できていません。

4 体調が悪化し、手術当日から2日間欠席してしまいました。

本文 12 看護職は、より質の高い看護を行うために、看護職自身のウェルビーイングの向上に努める。

● 人々の健康を支援することを業（なりわい）とする看護職は、より質の高い看護を行うために、自らの健康の保持増進に努めなければなりません。

● 自身のウェルビーイングの向上のために、職業生活と私生活のバランスを保ち、メンタルヘルスケアに努めることが大切です。

● すべての看護職は、健全で安全な環境で働くことができるように、個人と組織の両方から取り組む必要があります。

※ウェルビーイングとは、身体的・精神的・社会的に良好な状態であること

❀ 問題点の見なおし ❀

① 実習中は時間を有効に使い、効率よく学習や記録を行い、翌日の実習に支障をきたさないように睡眠の時間を確保することが大切です。睡眠不足で注意力がはたらかないようでは安全な看護は提供できません。

実習の開始前に、あらかじめ必要な学習を済ませておき、準備を万全にしておくことがとても大切です。

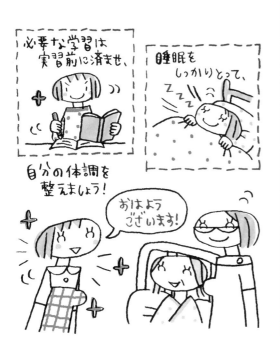

② 体調が悪いときは、早めに教員や指導者に相談し、受診をする、薬を飲むなどの対処行動をとることが必要です。

看護職自身の心身の健康が保たれないまま看護を行うと、質の高い安全な看護が提供できません。

③ 学生自身が頭痛などの症状に苦痛を感じているために、患者さんの不安の訴えに対応できていません。用件だけを済ませて部屋を出ていく学生に、患者さんは不安を理解してもらえていないと感じ、信頼を寄せることができずにいます。

④ 活動と休息のバランスを保てなかったことで、体調が悪化し大事な手術当日から2日間を欠席することになってしまいました。外科病棟に実習へ来たにもかかわらず、学習した手術時の看護が十分に実施できませんでした。

また、患者さんの信頼を失うような結果となってしまいました。

> **倫理チェック！**
>
> ☐ 心身の健康を保持増進するために、活動と休息のバランスを保つように努めていますか？
>
> ☐ 体調が悪いときには、早めに対処行動をとっていますか？

PART 2 事例で理解を深めよう！

本文 14 に対応したシーン

人々の生命と健康へ影響する
さまざまな問題への正義と責任

 訪問看護師A　　 看護学生B　　 Cさん。
在宅療養者。
高齢だが独居である。

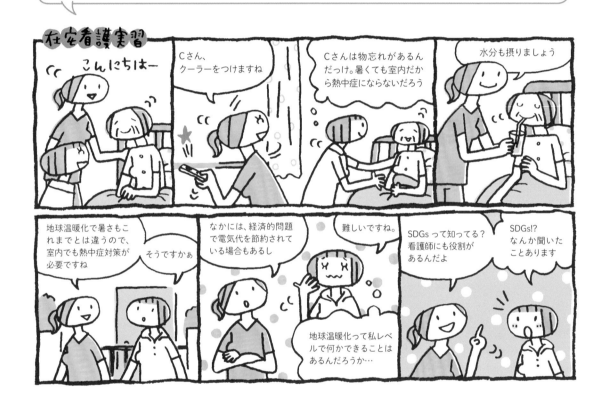

このシーンでの問題点

① 地球温暖化に伴い、夏期には、部屋のなかにいても熱中症（高温環境下で体温の調節機能が破綻するなどして体内の水分や塩分<ナトリウムなど>のバランスが崩れ発症する）になりやすいことを理解して訪問できているでしょうか。

② 在宅では、生活環境を整えることも重要な看護であることを理解しているでしょうか。

③ 普段からSDGsと看護師の役割について理解し、看護職として何ができるのか考えているでしょうか。

本文14 看護職は、人々の生命と健康をまもるため、さまざまな問題について、社会正義の考え方をもって社会と責任を共有する。

● 地球温暖化は身近な環境問題であり、熱中症や感染症の問題だけでなく、気候変動に伴い、近年自然災害が頻発に起こるようになっています。看護職として、広く知見を深め、多職種や関係機関と連携し、具体的に行動する必要があります。

❀ 問題点の見なおし ❀

1 　老化に伴い皮膚の温度センサーの感度が鈍くなり、暑さを感知しにくくなります。そのため、高齢者では、身体が冷えることを嫌がり、若い人より高温多湿の中で過ごしている方が多いです。このケースの方の場合、物忘れもあり周囲が予防していく必要があります。

2 　ここでは、熱中症のリスクがある療養者さんとかかわるなかで、そこに住む人々が健康に安心して暮らすことができる環境について考え、適応していくための支援をしていけるようにしましょう。

3 　生命と健康に深くかかわるさまざまな問題には、差別、貧困、格差、地球温暖化による気候変動、人身売買、虐待、暴力など

表 SDGs（持続可能な開発目標）17の目標

1. 貧困をなくそう
2. 飢餓をゼロに
3. すべての人に健康と福祉を
4. 質の高い教育をみんなに
5. ジェンダー平等を実現しよう
6. 安全な水とトイレを世界中に
7. エネルギーをみんなに そしてクリーンに
8. 働きがいも経済成長も
9. 産業と技術革新の基盤をつくろう
10. 人や国の不平等をなくそう
11. 住み続けられるまちづくりを
12. つくる責任 つかう責任
13. 気候変動に具体的な対策を
14. 海の豊かさを守ろう
15. 陸の豊かさも守ろう
16. 平和と公正をすべての人に
17. パートナーシップで目標を達成しよう

があり、複雑に絡み合っています。

　持続可能な開発目標であるSDGsは、2015年に国際連合で採択されました。誰も置き去りにしない持続可能な社会の現実をめざす開発目標が17項目あり、貧困をなくそう、飢餓をゼロに、すべての人に健康と福祉を等、世界の持続可能な開発課題が幅広く網羅されています（**表**）。国連加盟国は、2030年までに目標達成することに合意しました。また、2017年には国際看護師協会（ICN）において、国際看護師の日に「看護師：主導する声」として持続可能な開発目標の達成について提言しています。

　「看護職の倫理綱領」本文14は、この持続可能な開発目標であるSDGsと深く関連しています。解説で、「わが国や世界で起きているこれらの問題についての知識を更新し、意識を高め、それらについて社会に発信するよう努める」とあるように、まず、人々の生命と健康をまもるため、さまざまな問題を理解するように、アンテナを高くすることが大切といえます。そのうえで、個人として組織の一員として、社会の一員として、どのような行動を選択するかが重要ではないでしょうか。

倫理チェック！

☐ 普段の生活から、気候変動など社会のできごとに関心を寄せていますか？

☐ 生活環境を整えることが看護にとって重要であることを理解していますか？

☐ 持続可能な開発目標「SDGs」について、個人でできることを考えてみましょう

本文 15 に対応したシーン

専門職組織に所属し、看護の質を高めるための活動への参画

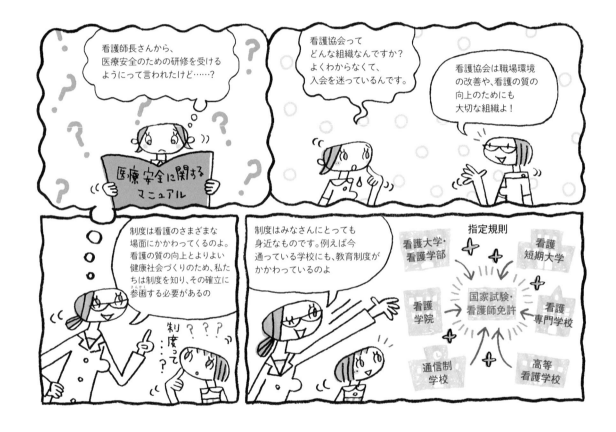

このシーンでの問題点

① 専門職組織*について理解できていません。

② 看護に関する制度に関心をもっていません。

＊ 専門職組織：日本看護協会、日本看護連盟、国際看護師協会 等

本文&ポイント解説

本文 15 看護職は、専門職組織に所属し、看護の質を高めるための活動に参画し、よりよい社会づくりに貢献する。

●質の高い看護を維持・発展させ、看護専門職の質および社会経済福祉を向上させるためには、専門職組織を通じて看護の質を高めるための制度の確立に参画すること、広く保健医療福祉、看護にかかわる制度に関心をもつこと、専門職組織の活動を通じて社会の変化、人々のニーズに対応できるよう貢献するという意識をもつことが大切です。

✿ 問題点の見なおし ✿

1 看護職能団体などの組織に入会するということは、人々の健康維持増進を図るための保健医療福祉に関する施策の提言や施策決定への参画、質の高い看護の維持、発展、社会の変化や人々のニーズに対応したよりよい社会づくり、平和な社会を実現し維持するための活動へつながることになります。

2 看護にかかわる制度に関心をもち、看護職員の確保や質の向上、看護教育・職場環境の改善に取り組むことは、看護専門職の質を向上させ、社会の変化や人々のニーズに対応することにつながります。

また、社会の変化や人々のニーズに対応したよりよい制度づくりに関しては、「保健師助産師看護師法」の時代に即した見なおしや改正についても関心をもつことが重要です。

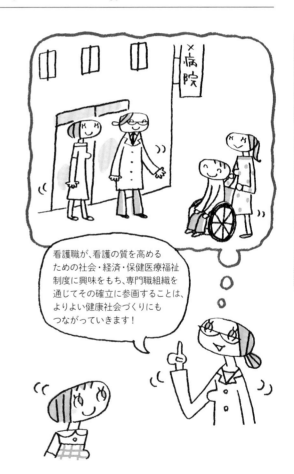

看護職が、看護の質を高めるための社会・経済・保健医療福祉制度に興味をもち、専門職組織を通じてその確立に参画することは、よりよい健康社会づくりにもつながっていきます！

倫理チェック！

☐ 法律や制度など自分には関係ないことだと思っていることはありませんか？

☐ 「保健師助産師看護師法」の内容について理解していますか？

☐ 看護職能団体の目的や機能、活動について意識したことはありますか？

参考文献
1. 見藤隆子 他：看護職者のための政策過程入門—制度を変えると看護が変わる！. 日本看護協会出版会，東京，2007.
2. 田村やよひ：私たちの拠りどころ保健師助産師看護師法. 日本看護協会出版会，東京，2008.
3. 小泉俊三，井部俊子：Nursing Todayブックレット・01 患者の「賢い選択」を支える看護 -Choosing Wisely-. 日本看護協会出版会，東京，2019.
4. 石井トク 他 編：Basic & Practice 看護テキスト 統合と実践 看護倫理. 学研メディカル秀潤社，東京，2021.

本文 16 に対応したシーン

災害から人々の生命、健康、生活をまもる

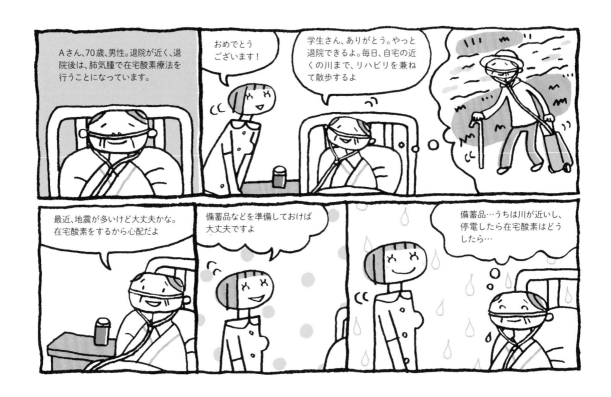

このシーンでの問題点

① 患者さんは、在宅酸素療法のこと、自宅から川が近いことを不安に思っているようです。学生は患者さんの心配事に寄り添うことができていません。

② 在宅酸素療法は電気を必要とする機器を使うため、万一、停電により使用できなくなると生命の危機に直結するおそれがあります。

③ 学生は、平常時から災害発生を想定した対策を理解できているでしょうか。

本文 16 看護職は、様々な災害支援の担い手と協働し、災害によって影響を受けたすべての人々の生命、健康、生活をまもることに最善を尽くす。

- 看護職は、災害から人々の生命、健康、生活をまもるため、平常時から災害リスクの低減に努め、災害時には、刻々と変化する局面に合わせた保健・医療・福祉を提供する必要があります。
- 多種多様な災害支援の担い手と協働し、各々の機能と能力を最大限に発揮するよう努めます。

❋ 問題点の見なおし ❋

① 災害への不安を話している患者さんに対して、備蓄品、処方薬、予備の酸素吸入物品などの準備を勧めています。日頃からこうした準備は大切ですが、自宅が川に近いことや在宅酸素療法を行うという情報から、さらに重要となる準備について説明していく必要があります。避難場所とその連絡先、経路、自家発電のある医療機関の連絡先、家具などの倒壊予防と自宅内の避難路確保なども準備・確認しておきます。

② 特に、停電により、電気を必要とする在宅酸素療法機器等の医療機器が使用できなくなることは、生命の危機に直結します。平常時より酸素ボンベの準備やバッテリーの確認等の停電時に備えた準備をしておくことが重要です。また、かかりつけ医や医療機器メーカー等、緊急時の連絡先の確認や使える電話機の充電確保も必要です。自治体の制度と活用方法、地区の民生委員や近隣住民との連絡・調整も大切です。

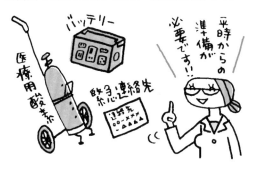

③ 看護職自身が、災害への意識を高めておき、ハザードマップの活用や災害対策基本法による、災害時の避難や支援に関する情報を把握しておくことで、患者さんに情報提供をしていくことができます。テレビ・ラジオなどから正確な情報を得たり、地区の防災無線の案内がきちんと聞こえるように対策をとっておくことが大切です。

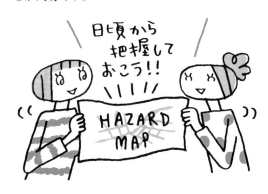

倫理チェック！

- ☐ 健康問題を抱えた人の災害に対する不安に耳を傾けていますか？
- ☐ 災害時の医療機器利用への備えについて理解していますか？
- ☐ 平常時から災害発生を想定した対策を意識していますか？

索引

よくわかる 看護職の倫理綱領 <ruby>看<rt>かん</rt></ruby><ruby>護<rt>ご</rt></ruby><ruby>職<rt>しょく</rt></ruby>の<ruby>倫<rt>りん</rt></ruby><ruby>理<rt>り</rt></ruby><ruby>綱<rt>こう</rt></ruby><ruby>領<rt>りょう</rt></ruby> 第3版

2006年 9月10日	第1版第1刷発行	編 著　峰村　淳子、石塚　睦子
2010年 5月15日	第1版第6刷発行	発行者　有賀　洋文
2010年10月25日	第2版第1刷発行	発行所　株式会社 照林社
2021年 2月10日	第2版第15刷発行	〒112-0002
2022年 2月15日	第3版第1刷発行	東京都文京区小石川2丁目3-23
2024年 2月10日	第3版第4刷発行	電話　03-3815-4921（編集）
		03-5689-7377（営業）
		https://www.shorinsha.co.jp/
		印刷所　大日本印刷株式会社

検印省略（定価は表紙に表示してあります）

ISBN978-4-7965-2548-0

©Junko Minemura, Mutsuko Ishizuka/2022/Printed in Japan